Hefte zur Unfallheilkunde
Beihefte zur Zeitschrift „Der Unfallchirurg"

Herausgegeben von:
J. Rehn, L. Schweiberer und H. Tscherne

217

K. Weise S. Weller (Hrsg.)

Kapsel-Band-Verletzungen des Kniegelenks

Postoperative Begleit- und Nachbehandlung

Mit 67 Abbildungen und 24 Tabellen

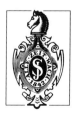
Springer-Verlag

Berlin Heidelberg New York
London Paris Tokyo
Hong Kong Barcelona
Budapest

Reihenherausgeber

Professor Dr. Jörg Rehn
Mauracher Straße 15, W-7809 Denzlingen
Bundesrepublik Deutschland

Professor Dr. Leonhard Schweiberer
Direktor der Chirurgischen Universitätsklinik München-Innenstadt
Nußbaumstraße 20, W-8000 München 2
Bundesrepublik Deutschland

Professor Dr. Harald Tscherne
Medizinische Hochschule, Unfallchirurgische Klinik
Konstanty-Gutschow-Straße 8, W-3000 Hannover 61
Bundesrepublik Deutschland

Bandherausgeber

Priv.-Doz. Dr. Kuno Weise
Prof. Dr. h. c. Siegfried Weller

Berufsgenossenschaftliche Unfallklinik
Schnarrenbergstraße 95, W-7400 Tübingen
Bundesrepublik Deutschland

ISBN 3-540-54081-4 Springer-Verlag Berlin Heidelberg New York

CIP-Titelaufnahme der Deutschen Bibliothek
Kapsel-Band-Verletzungen des Kniegelenks : postoperative Begleit- und Nachbehandlung ; mit 24
Tabellen ; [Symposium der Arbeitsgemeinschaft für Sportverletzungen der Deutschen Gesellschaft für
Chirurgie (CASV) / K. Weise ; S. Weller (Hrsg.). - Berlin ; Heidelberg ; New York ; London ; Paris ;
Tokyo ; Hong Kong ; Barcelona ; Budapest : Springer, 1991
    (Hefte zur Unfallheilkunde ; 217)
    ISBN 3-540-54081-4
NE: Weise, Kuno [Hrsg.]; Deutsche Gesellschaft für Chirurgie / Arbeitsgemeinschaft für Sport-
verletzungen; GT

Satz: Springer-TEX-Haussystem
24/3130-543210 – Gedruckt auf säurefreiem Papier

Grußwort

1976 hat der Deutsche Sportbund (DSB) in Baden-Baden seine Grundsatzerklärung für den Spitzensport beschlossen. Der Grundtenor dieser Erklärung lautet, daß der Sportler im Mittelpunkt stehen solle. Seitdem hat es eine Reihe von Ergänzungen dieses Beschlusses gegeben; die Grundaussage ist jedoch erhalten geblieben. Zwar richtet sich die Erklärung im Prinzip gegen den Mißbrauch von Pharmaka zum Zweck der Leistungssteigerung, deren Verwendung auch generell verboten wird. Das zentrale Mittel, dem Mißbrauch gegenzusteuern, ist jedoch nicht die verschärfte Kontrolle, auch wenn diese als wichtig und auch unvermeidlich gilt, v.a. jedoch sind es Aufklärung und Erziehung, die den Anspruch eines humanen Leistungssports einlösen sollen. Hinzu kommt noch etwas anderes und für diese Arbeitstagung wichtiges: Dies ist das Bemühen, der Versuchung und Verführung zum Medikamentenmißbrauch in einer Gesellschaft, die mit Medikamenten nicht eben zurückhaltend umgeht, unmittelbar zu begegnen. Dies soll durch Maßnahmen der sozialen Sicherung, der pädagogisch-psychologischen Begleitung der Sportlerinnen und Sportler und v.a. durch verantwortungsbewußte ärztliche und physiotherapeutische Betreuung im Sinne der regelmäßigen Beratung, der Vorbeugung, und – wenn erforderlich – der fachgerechten und kompetenten ärztlichen und fachärztlichen Behandlung sowie der sorgfältigen ärztlichen und physiotherapeutischen Nachbehandlung erfolgen.

Diese Grundlinie gilt nicht nur für den Hochleistungssport, sondern ebenso für den Leistungs- und Wettkampfsport insgesamt, sie wird inzwischen auch für den Breitensport eingefordert. Da nach allen Erfahrungen die Gefahren von Verletzungen und Schäden des Muskel-Band- und Knochenapparates inzwischen als die gravierendsten im Sport angesehen werden und die unteren Extremitäten statistisch davon in besonderem Maße betroffen sind, kommt dieser Fachtagung eine ganz besondere Bedeutung zu. (Auch manche Ärzte sind davon betroffen, und nicht wenige kommen mit Blessuren vom eiligen Skiwochenende zurück.)

Allerdings spiegelt sich dabei auch ein etwas fataler Kreislauf wider: Je höher nämlich sportliche Leistungen steigen, je intensiver sie angestrebt werden – nicht zuletzt durch vermehrte Trainingsbelastungen und häufige Wettkämpfe –, desto höher sind oft auch die Gefährdungen, die unmittelbare Ursache von Verletzungen sind, aber auch zu Schäden führen, die vielleicht zunächst gar nicht akut und erkennbar sind, gleichwohl langfristig der ärztlichen Behandlung bedürfen.

Noch etwas anderes zeigt sich: Sportliche Leistungen sind heute in hohem Maße auch von der richtigen ärztlichen Betreuung abhängig geworden. Das olympische „citius – altius – fortius" hat sich dabei in gewisser Weise sogar auf die Sportmedizin selbst übertragen: Immer schnellere Hilfe wird von ihr erwartet, immer höheren Anforderungen soll sie genügen, immer stärkerem Erwartungsdruck sieht auch sie sich ausgesetzt. Immer besser werden, so gesehen, nicht nur die Leistungen der Sportlerinnen und Sportler, sondern mit ihnen auch die der Sportmedizin, und zwar sowohl in bezug auf das Wissen über gesundheitliche Gefahren und Risiken als auch über die gesundheitsfördernden Möglichkeiten des Sports –

wobei vieles, was am Leistungssport wissenschaftlich und experimentell erforscht werden konnte, auch der Allgemeinheit zugute kommt –, darüber hinaus auch der praktischen Anwendung sowie der konkreten Behandlung und Nachbehandlung von Sportverletzungen. Ein breites Netz sportmedizinischer Untersuchungsstellen wurde eingerichtet, differenzierte Verfahren zur medizinischen Leistungsdiagnostik – sowohl in internistischer als auch in orthopädischer Hinsicht – wurden entwickelt, auf den Gebieten der Traumatologie und Physiotherapie sowie der Regeneration und Rehabilitation wurden Fortschritte erzielt.

Fortschritt ist allerdings heute ein durchaus zwiespältiger Begriff, was sich auch am Verhältnis von Leistungssport und Sportmedizin zeigt. Der sportmedizinische Fortschritt soll den Sportlern und ihrer Gesundheit zugekommen, so wird gesagt, er soll die Voraussetzungen für sportliche Leistungen liefern und die gesundheitlichen Beeinträchtigungen, die oft hohe körperliche Belastungen in Training und Wettkampf mit sich bringen, begrenzen. Der sportmedizinische Fortschritt trägt aber auch – wenn er nicht in ärztlich verantwortungsvoller Weise eingesetzt wird – manchmal mit dazu bei, die Heilungs- und Regenerationsphasen zu sehr zu verkürzen; er ermöglicht es, Athleten, auch wenn sie noch nicht wieder voll genesen sind, für Wettkämpfe fit zu machen, verletzungsbedingte Schwächen zu überdecken oder Schmerzen so zu reduzieren, daß hohe Trainingsintensitäten gehalten werden können. Das ist nicht unproblematisch und dient nicht immer nur zum Nutzen und zur Gesundheit der Athleten, sondern kann durchaus auch zu gesundheitlichen Beeinträchtigungen führen.

Medizin und Sport haben jedoch von ihren ethischen Prinzipien her dem Wohl und der Gesundheit der Menschen zu dienen. Die Medizin kann dies nicht, wenn sie sich zum Gehilfen manchmal leider ungebremster sportlicher Erfolgsorientierung oder auch individueller Eitelkeiten machen läßt, und der Sport verfehlt sein Ziel, wenn er den einzelnen Menschen und damit das humane Prinzip des Sports aus den Augen verliert und Ärzten ein Verhalten abverlangt, das nicht ihrem ärztlichen Ethos entspricht.

Was hat das, so wird man fragen, mit dieser Arbeitstagung und mit den konkreten und nicht nur ärztlich-chirurgischen Fragen in bezug auf das Knie zu tun? Auf den ersten Blick vielleicht wenig. Aber wenn man genauer hinsieht, sehr viel, denn gerade das Bewußtsein für diese zwar vielen bewußte, aber nur zum Teil gelöste Problematik steht als Leitmotiv über dieser Tagung. Diese gilt es gerade in Detailfragen, wie denen, die hier behandelt werden, wachzuhalten und zu erörtern, in ihnen zeigt sie sich in ihrer Tragweite. Sportverletzungen und Sportschäden sind für die Betroffenen immer ärgerlich, belastend und manchmal folgenschwer. Das erste Ziel ist es deshalb, sie überhaupt zu vermeiden; wenn sie aber doch eingetreten sind, so gilt es, ihre sorgsame und kompetente Behandlung ihre ebenso sachkundige und verantwortungsbewußte Nachbehandlung bis zur möglichst vollständigen Wiederherstellung und Ausheilung zu ermöglichen und sicherzustellen. Daran mangelt es oft. Dazu bedarf es nicht nur des Wissens und der Fähigkeiten, sondern auch der Kooperation zwischen Ärzten, Patienten, Physiotherapeuten und auch Trainern; dazu bedarf es aber auch der Wissensvermittlung und des Erfahrungsaustauschs zwischen allen Beteiligten. Das wird heute hier der Fall sein; dafür ist den Veranstaltern zu danken: Und dazu wünsche ich im Namen des Deutschen Sportbundes alles Gute und der Fachtagung viel Erfolg.

O. GRUPE

Vorwort

Die *Chirurgische Arbeitsgemeinschaft für Sportverletzungen (CASV)* veranstaltete in Tübingen am 26. Januar 1990 ihre 3. Arbeitstagung, die sich mit der funktionellen Behandlung nach operativ versorgten Kapsel-Band-Verletzungen des Kniegelenkes beschäftigte. Ziel dieser Veranstaltung war es, eine Art Standortbestimmung dieses zunehmend an Bedeutung gewinnenden Bereiches in der Traumatologie vorzunehmen.

Bandverletzungen am Kniegelenk sind eine häufige, Unfallchirurgen und Orthopäden in Theorie und Praxis nachhaltig beanspruchende Verletzungsgruppe. Die Diskussion über das optimale operative Management ist Gegenstand zahlreicher Kongresse, ohne daß bisher ein klares und einheitliches Behandlungskonzept herausgearbeitet werden konnte. Gleiches gilt für Begleit- und Nachbehandlung, deren unterschiedliche Gestaltung innerhalb der verschiedenen Zentren auf z.T. stark differierenden Ansichten bezüglich Einheilungsverhalten und Belastbarkeit refixierter oder plastisch ersetzter Bandstrukturen beruht. Die Uneinheitlichkeit dieser Nachbehandlungsschemen hat uns dazu veranlaßt, namhafte Experten aus dem Bundesgebiet bzw. dem deutschsprachigen Ausland zu dieser Arbeitstagung einzuladen, um Informationen über den angeblichen Stand der Möglichkeiten in der früheren und späteren Rehabilitation nach Kniebandverletzungen zu erhalten.

Eine weitere wichtige Aufgabe dieser Veranstaltung war es, die in der Laienpresse dargestellten und als optimal beschriebenen Rehabilitationsmaßnahmen in speziell dafür eingerichteten Zentren kritisch zu beleuchten, um einer falschen Erwartungshaltung nicht nur beim Hochleistungs-, sondern auch beim Freizeit- und Gelegenheitssportler bzw. den jeweils behandelten Ärzten, Krankengymnasten und Sportlehrern sowie Trainern entgegenwirken zu können.

Nach einleitenden Vorbemerkungen der Veranstalter und kurzen Ansprachen des Generalsekretärs der Deutschen Gesellschaft für Chirurgie, E. Ungeheuer, sowie des Vorsitzenden der CASV, G. Hierholzer, richtete der Vizepräsident des Deutschen Sportbundes (DSB) O. Grupe, Grußworte an die Tagungsteilnehmer. Darin wurde zum Ausdruck gebracht, wie eng die Verknüpfung zwischen Sport und Medizin ist, nicht nur in der eigentlichen Sportmedizin (z.B. internistische Betreuung, Doping), sondern in gleicher Weise auch im vielgestaltigen Bereich der Behandlung von Sportverletzungen. Die erste wissenschaftliche Sitzung befaßte sich mit der funktionellen Anatomie und Biomechanik des Kniegelenkes, die zusammen mit experimentellen Untersuchungen die Voraussetzungen für die Erarbeitung geeigneter Nachbehandlungskonzepte sind. P. Brüggemann und A. Knicker von der Sporthochschule Köln gingen auf moderne Erkenntnisse der Anatomie des Kniegelenkes ein, We. Müller und A. Kentsch aus Basel-Bruderholz ergänzten diese durch die von ihnen erarbeiteten Grundlagen der Biomechanik. Im Anschluß daran wurden die Ergebnisse tierexperimenteller Untersuchungen zum Einheilungsverhalten ligamentärer Kreuzbandersatzplastiken vorgetragen. A. Wentzensen aus Ludwigshafen sowie U. Bosch und W.J. Kas-

VIII

perczyk aus Hannover konnten eindrucksvoll demonstrieren, daß die morphologischen und biomechanischen Erkenntnisse aus diesen Studien auf einen stark protrahierten Heilverlauf schließen lassen, bis wenigstens eine partielle sportliche Belastbarkeit der Transplantate erreicht ist. T. Tiling aus Köln sowie L. Claes aus Ulm gingen dann auf die funktionelle Belastbarkeit eines Kniebandes in Abhängigkeit von seiner Refixation bzw. dessen plastischen Ersatzes ein. In einem Übersichtsreferat zeigten W. Blauth und J. Hassenpflug aus Kiel zum Ende der Vormittagssitzung grundsätzliche Parameter eines modernen, für eine frühfunktionelle Therapie geeigneten Nachbehandlungsschemas auf.

Die Nachmittagssitzung wurde mit der Gegenüberstellung unterschiedlicher Konzepte für die Begleit- und Nachbehandlung von Kreuzbandverletzungen aus einer Reihe von Zentren eröffnet, die sich schwerpunktmäßig mit Kniebandverletzungen befassen. P. Hertel aus Berlin, K. Neumann und S. Horn aus Bochum, M. Settner aus Duisburg, P. Lobenhoffer und H. Zwipp aus Hannover, L. Gotzen aus Marburg sowie H. Winker und K. Weise aus Tübingen stellten die momentan gültigen, in der Regel bereits mehrfach überarbeiteten Therapieschemata aus der jeweils eigenen Klinik vor, wobei sich große Unterschiede bezüglich Frühbelastung, erlaubten Bewegungsausschlägen in der postoperativen Phase, Dauer und Art einer Immobilisierung und dem Intervall bis zum Wiedereintritt voller Sportfähigkeit auftraten.

Die Möglichkeiten der Krankengymnastik wurden von B. Kayser, Tübingen, die der Elektrostimulation als flankierender Maßnahme von H.-J. Appell, Köln, erläutert. K. Ehrchen, Hamburg, und J. Beil, Simssee, gingen auf theoretische Grundlagen sowie praktische Relevanz der zunehmend in den Vordergrund rückenden isokinetischen Trainingsformen ein. Im letzten Teil der Arbeitstagung beleuchtete zunächst H. Gabler, Tübingen, die Zusammenhänge zwischen Sportverletzung und individuellen psychischen Bedingungen, U. Göhner, Tübingen, stellte die Besonderheit eines exzentrischen Trainings vor und F. Caneri, Stuttgart, teilte seine Erfahrungen als Physiotherapeut bei einem namhaften Fußballverein der Bundesliga mit. M. Alizadeh war als selbst Betroffene in der Lage, Diagnostik, Therapie und Rehabilitation nach einer Kniebandverletzung kritischen Betrachtungen zu unterziehen und damit die Probleme aus der Sicht des Sportlers zu verdeutlichen. Schließlich demonstrierte K. Fischer, Tübingen, Wert und Unwert orthopädietechnischer Hilfen, insbesondere konfektionell gefertigter Orthesen für die Protektion eines Kniegelenkes nach operativer Rekonstruktion.

Die einzelnen Beiträge konnten in den themenbezogenen, teilweise sehr lebhaft geführten Aussprachen diskutiert werden, wobei sich neben einer Fülle gemeinsamer Ansichten auch extrem unterschiedliche Standpunkte im Hinblick auf eine adäquate Begleit- und Nachbehandlung ergaben. Man war sich grundsätzlich darüber einig, daß exakte Kontrollen und prospektive Studien weitere Erkenntnisse darüber liefern müßten, welche Rücksichten auf das Einheilungsverhalten genähter oder plastisch ersetzter Bänder beim Menschen genommen werden müssen bzw. wie frühzeitig eine schrittweise Steigerung in der Belastung solcher Strukturen Vorgänge der „Ligamentisierung" sogar eher fördert.

Die 3. Arbeitstagung der CASV bot so eine hervorragende Übersicht über den momentanen Stand der Forschung und jüngste Erfahrungen zur Begleit- und Nachbehandlung operativ versorgter komplexer Kniebandverletzungen.

Die vom Springer-Verlag bzw. den Herausgebern der *Hefte zur Unfallheilkunde* dankenswerterweise eröffnete Möglichkeit, einen Symposiumsband dieser 3. CASV-Tagung über ein hochaktuelles Thema zusammenstellen zu können, wird sicherlich auf nachhaltiges Interesse stoßen, zumal diesbezügliche Publikationen bisher eher eine Rarität sind.

Fraglos kann diese Übersicht nur den Charakter einer Momentaufnahme haben, da operative Therapie sowie Begleit- und Nachbehandlung komplexer Kniebandverletzungen auch fortan tiefgreifenden Veränderungen unterworfen sein werden. Die Zukunft muß zeigen, welches Behandlungsschema bzw. welche biomechanische Rücksichtnahmen die besten Langzeitergebnisse liefern, woraus sich dann möglicherweise eine gewisse Vereinheitlichung der momentan erheblich differierenden Konzeptionen ergeben könnte. Sicherlich wird zu gegebener Zeit im Rahmen einer neuerlichen Veranstaltung über diesen Themenkomplex zu reden sein.

DIE HERAUSGEBER

Inhaltsverzeichnis

Referentenverzeichnis

Alizadeh, M.; Pregizerstr. 11, W–7400 Tübingen-Kusterdingen

Appel, H.-J., Prof. Dr.; Institut für Experimentelle Morphologie,
Deutsche Sporthochschule, Carl-Diem-Weg 6, W–5000 Köln 41

Beil, J.; Sportlehrer, Siemssee-Klinik, W–8207 Bad Endorf

Bernard, M.; Universitätsklinikum Rudolf Wirchow, Abteilung Unfallchirurgie,
Augustenburger Platz 1, W–1000 Berlin 65

Blauth, W., Prof. Dr. med.; Orthopäd. Universitätsklinik, Christian-Albrechts-Universität,
W–2300 Kiel 1

Bosch, U., Dr. med.; Unfallchirurg. Klinik der MHH, Konstanty-Gutschow-Str. 8,
W–3000 Hannover 61

Caneri, F.; Krankengymnast, Kriegsbergstr. 28, W–7000 Stuttgart 1

Claes, L., Prof. Dr. med.; Sektion für Unfallchirurg. Forschung und Biomechanik,
Universität Ulm, Oberer Eselsberg 7, W–7900 Ulm

Decker, B., Dr. med.; Unfallchirurg. Klinik der MHH, Konstanty-Gutschow-Str. 8,
W–3000 Hannover 61

Drobny, T., Dr.; Abteilung für Orthopädische Chirurgie, Kantonsspital Bruderholz,
CH–4101 Bruderholz BL

Duesberg, F.; Abteilung Physikalische Therapie und Rehabilitation
am Krankenhaus für Sportverletzte Hellersen, Paulmannshöher Str. 17,
W–5880 Lüdenscheid

Dürselen, L., Dr. med.; Unfallchirurg. Klinik der Chirurgischen Universitätsklinik,
Steinhövelstr. 5, W–7900 Ulm

Fischer, K.; Firma Brillinger-Orthopädietechnik GmbH u. Co. KG, Rheinlandstr. 18,
W–7400 Tübingen

Friederich, N., Prof. Dr.; Kantonsspital Bruderholz, CH–4101 Bruderholz

Gabler, H, Prof. Dr. phil.; Institut für Sportwissenschaften, Wilhelmstr. 124,
W–7400 Tübingen

Göhner, U., Prof. Dr. rer. nat.; Institut für Sportwissenschaften, Wilhelmstr. 124,
W–7400 Tübingen

Gotzen, L., Prof. Dr. med.; Klinik f. Unfallchirurgie, Philipps-Universität,
Baldinger Str., W–3550 Marburg

Grupe, O., Prof. Dr. phil.; Institut für Sportwissenschaften, Wilhelmstr. 124,
W–7400 Tübingen, Vizepräsident des DSB

Hassenpflug, J., PD Dr. med.; Orthopädische Universitätsklinik,
Christian-Albrechts-Universität, W–2300 Kiel 1

Hertel, P., Prof. Dr. med.; Martin-Luther-Krankenhaus, Unfallchirurgische Abteilung,
W–1000 Berlin 33

Hierholzer, G., Prof. Dr. med.; Berufsgenossenschaftliche Unfallklinik,
Großenbaumer Allee 250, W–4100 Duisburg 28

Horn, Sabine; Berufsgenossenschaftliche Krankenanstalten „Bergmannsheil",
Chirurgische Universitätsklinik, Gilsingstr. 14, W–4630 Bochum

Kasperczyk, W.J., Dr. med.; Unfallchirurg. Klinik der MHH, Konstanty-Gutschow-Str. 8,
W–3000 Hannover 61

Kayser, B.; Krankengymnastin, Berufsgenossenschaftliche Unfallklinik, Schnarrenbergstr.
95, W–7400 Tübingen

Kentsch, A., Dr. med.; Kantonsspital Bruderholz, CH–4101 Bruderholz BL

Kiefer, H., PD Dr. Dr. med.; Unfallchirurg. Klinik der Chirurgischen Universitätsklinik,
Steinhövelstr. 5, W–7900 Ulm

Lais, M.; Universitätsklinikum Rudolf Virchow, Abteilung Unfallchirurgie,
Augustenburger Platz 1, W–1000 Berlin 65

Lobenhoffer, P., Dr. med.; Unfallchirurg. Klinik der MHH, Konstanty-Gutschow-Str. 8,
W–3000 Hannover 61

Müller, W., PD Dr. med.; Kantonsspital Bruderholz, CH–4101 Bruderholz BL

Nerlich, A., PD Dr.; Pathologisches Institut, Universität München,
Thalkirchner Str. 36, W–8000 München 15

Neumann, K., PD Dr. med.; Berufsgenossenschaftliche Krankenanstalten „Bergmannsheil",
Chirurgische Universitätsklinik, Gilsingstr. 14, W–4630 Bochum

Oestern, H.J., Prof. Dr.; Unfallchirurgische Klinik, Allgemeines Krankenhaus Celle,
Siemensplatz 4, W–3100 Celle

Perren, S., Prof. Dr.; Labor für Experimentelle Chirurgie, Davosplatz, CH–7220 Davos

Petermann, J., Dr. med.; Klinik für Unfallchirurgie der Philipps-Universität Marburg,
Baldinger Straße, W–3550 Marburg

Rixen, D.; Chirurgische Universitätsklinik Köln-Merheim, Ostmerheimer Str. 200,
W–5000 Köln 91

Settner, M., Dr. med.; Berufgenossenschaftliche Unfallklinik, Großenbaumer Allee 250,
W–4100 Duisburg 28

Tiling, T., Prof. Dr. med.; 2. Chirurgische Universitätsklinik, Köln-Merheim,
Ostmerheimer Str. 200, W–5000 Köln 91

Tscherne, H., Prof. Dr.; Unfallchirurg. Klinik der MHH, Konstanty-Gutschow-Str. 8,
W–3000 Hannover 61

Ure, B.; Universitätsklinik Köln-Merheim, Ostmerheimer Str. 200, W–5000 Köln 91

Verdonck, A.; Abteilung Physikalische Therapie und Rehabilitation
am Krankenhaus für Sportverletzte Hellersen, Paulmannshöher Str. 17,
W–5880 Lüdenscheid

Weise, K., PD Dr. med.; Berufsgenossenschaftliche Unfallklinik, Schnarrenbergstr. 95,
W–7400 Tübingen

Weller, S., Prof. Dr. med. Dr. h.c.; Berufsgenossenschaftliche Unfallklinik,
Schnarrenbergstr. 95, W–7400 Tübingen

Wentzensen, A., PD Dr. med.; Berufsgenossenschaftliche Unfallklinik,
W–6700 Ludwigshafen-Oggersheim

Winker, K.H., PD Dr. med.; Berufsgenossenschaftliche Unfallklinik, Schnarrenbergstr. 95, W-7400 Tübingen

Zwipp, H., PD Dr. med.; Unfallchirurg. Klinik der MHH, Konstanty-Gutschow-Str. 8, W-3000 Hannover 61

I. Funktionelle Anatomie und Biomechanik des Kniegelenks

Bemerkungen zur Biomechanik des menschlichen Kniegelenks

A. Kentsch, N. Friederich und We. Müller

Kantonsspital Bruderholz, CH–4101 Bruderholz BL

Form und Funktion des Kniegelenkes sind seit langem Gegenstand ausgedehnter Forschungen, deren Ergebnisse im Rahmen eines Kongreßbeitrages auch nicht annähernd erschöpfend dargestellt werden können. Im folgenden soll daher auf einige zentrale Aspekte eingegangen werden, soweit sie unser klinisches Denken und Handeln wesentlich beeinflussen.

Im Kniegelenk artikulieren 3 Knochen miteinander, deren Oberflächen im wesentlichen inkongruent sind. Da dieses Gelenk eine enorme dreidimensionale Beweglichkeit hat und trotzdem auch unter extremer dynamischer Belastung stabil bleiben muß, ist es mit einer ganzen Reihe komplexer Weichteilstrukturen ausgestattet, die einerseits passiv die Kongruenz der Oberflächen erhöhen und andererseits das Gelenk kinematisch steuern. Eine zusätzliche Stabilisierung und Steuerung erhält das Kniegelenk durch die gelenkübergreifende Muskulatur des Brems-Streck-Apparates und durch die Beuger der Dorsalseite. Die entscheidende neuromuskuläre Kontrolle wird durch eine große Anzahl propriozeptiver Elemente ermöglicht, die sich praktisch in allen Weichteilstrukturen mit Ausnahme der Knorpeloberflächen nachweisen lassen. In der Vergangenheit hat die Erforschung der passiven Gelenkstrukturen breiten Raum eingenommen, wogegen wir bei der Erforschung der neuromuskulären Kontrolle des menschlichen Kniegelenks wohl erst am Anfang einer rasanten Entwicklung stehen. Beispielsweise läßt sich die Bedeutung dieser Mechanismen für die Stabilisierung des Femoropatellargelenkes nur erahnen. Wir wissen aber schon heute, daß die Propriozeptivität im Alter zumindest quantitativ abnimmt, was für die Entwicklung bestimmter Arthroseformen möglicherweise von Bedeutung ist.

Seit der Einführung der Röntgendiagnostik wurde unser Verständnis des Femoropatellargelenkes wesentlich von den knöchernen Konturen der Patella und des femoralen Gleitlagers im axialen Strahlengang geprägt. Das Resultat waren verschiedene Klassifizierungsschemata zur Bestimmung der „Dysplasie". Dynamische Phänomene lassen sich jedoch mit statischen Bildern nur unzureichend erfassen, weshalb man sich hüten sollte, allzu rasch eine pathologische Form der Patella oder des Gleitlagers zu diagnostizieren. Hinzu kommt, daß die tatsächlichen Gelenkoberflächen aufgrund unterschiedlicher Knorpeldicken oft anders sind, als es die knöchernen Konturen suggerieren. Insbesondere die

Hefte zur Unfallheilkunde, Heft 217
K. Weise / S. Weller (Hrsg.)
© Springer-Verlag Berlin Heidelberg 1991

Patellarückfläche hat im Zentrum und auf der medialen Seite eine besonders dicke Knorpelschicht, die außerdem relativ weich ist, wodurch sie sich bei zunehmender Flexion gut an die in verschiedenen Beugestellungen höchst unterschiedlichen Oberflächen des femoralen Gleitlagers anpassen kann. Auf den Einfluß der femoralen und tibialen Torsion auf Form und Kinematik dieses Gelenkes sowie des Patellaindexes soll hier nicht eingegangen werden. Neuere biomechanische Untersuchungen zeigen [1], daß für die Stabilität der Patella die Zentrierung in den allerersten Graden der Flexion entscheidend ist. Operative Schritte zur Stabilisierung der Patella sollten also so früh wie möglich im Bewegungsablauf die Beseitigung der Lateralposition bewirken. Als Beispiel sei hier die Distalisierung des Vastus-medialis-Ansatzes genannt. Dies reicht jedoch nicht immer aus, insbesondere wenn die Trochlea sehr flach ausgebildet ist. Eine diagnostische Hilfe bietet hier das sogenannte „crossing sign". Man beobachtet dabei anhand einer exakt zentrierten seitlichen Röntgenaufnahme den Verlauf der Blumensaat-Linie im Bereich des femoralen Gleitlagers. Üblicherweise verläuft diese Linie parallel zur Kontur der Femurkondylen. Bei einem abgeflachten Gleitlager nähert sie sich den Kondylenkonturen stärker an bzw. überkreuzt diese sogar. Je früher die Blumensaat-Linie die Kondylenkontur kreuzt, um so flacher ist das Gleitlager. Beim Vorliegen einer dysplastischen Trochlea führen wir eine Anhebungsosteotomie im Bereich der proximalen und lateralen Trochlea durch, wobei wir unter Ausnutzung der plastischen Deformierbarkeit des Knochens und des Knorpels eine stärker konkave Form des proximalen Gleitlagers schaffen können, ohne die Gelenkoberfläche zu beschädigen. Die Schwierigkeit liegt in der möglichst präzisen Indikationsstellung, doch sind wir zuversichtlich, auch hier Fortschritte erreichen zu können.

Bei der Betrachtung des femorotibialen Gelenkes fällt eine progrediente Verkürzung des Radius der Femurkondylen in dorsaler Richtung auf. Diese Form wird wesentlich durch den steuernden Einfluß des Kreuzbandsystems mitbestimmt. So finden wir beispielsweise bei Kniegelenken mit kongenitaler Aplasie des Kreuzbandsystems mehr walzenförmige Femurkondylen mit weitgehend gleichförmigem Radius.

Das Tibiaplateau ist auf der medialen Seite sowohl in der Frontal- als auch in der Sagittalebene konkav, wogegen das laterale Plateau zwar in der Frontalebene ebenfalls konkav, aber in der Sagittalebene deutlich konvex geformt ist. Diese Konvexität wird dadurch noch akzentuiert, daß der Knorpelbelag im Zentrum des lateralen Plateaus dicker ist als in der Peripherie. Die Eminentia intercondylaris ragt deutlich in die interkondyläre Inzisur des Femurs hinein, hat aber keinen größeren Flächenkontakt.

Die artikulierenden Enden von Femur und Tibia sind also im wesentlichen inkongruent, daher primär instabil, weshalb passive und aktive Stabilisatoren nötig sind. Eine wesentliche Vergrößerung der Gelenkkongruenz wird durch die beiden Menisken bewirkt, was eine Verteilung des Kraftflusses auf eine größere Oberfläche zur Folge hat. Durch ihren faserknorpeligen Aufbau sind die Menisken elastisch verformbar und können den Bewegungen der Femurkondylen folgen, wodurch sie zur Stabilität erheblich beitragen. Die Menisken folgen jedoch den Bewegungen der Femurkondylen nicht nur passiv, sondern werden durch den M. semimembranosus auf der Medialseite und durch den M. popliteus auf der lateralen Seite aktiv mitkontrolliert. Dieser aktiven Kontrolle wird u.a. eine gewisse Schutzfunktion für die Meniskushinterhörner bei starker Flexion zugeschrieben, da die Menisken zusätzlich nach dorsal verlagert werden, was sie vor zu starker Kompression durch die Femurkondylen schützt. Dynamische kernspintomographische Untersuchungen zeigen allerdings, daß die Ausweichmöglichkeit der Meniskushinterhörner nicht so groß ist wie bisher angenommen [2]. Bei Existenz einer Insuffizienz des vorderen Kreuzbandes wird der Schutz der dorsalen Meniskusanteile dadurch kompromittiert, daß die Femurkondylen noch mehr nach dorsal rollen, als dies beim gesunden Gelenk der Fall ist (s. unten).

Ein weiterer und oft vernachlässigter passiver Stabilisator der Kniegelenkes ist der Hoffa-Fettkörper, der den ventralen infrapatellären Gelenkraum ausfüllt und in der Lage ist, sich an die Oberflächen des Femurs und der Gelenkkapsel anzuschmiegen. Bei angespannter Gelenkkapsel wird über den Hoffa-Fettkörper ein Kraftfluß ermöglicht. Daher resultiert aus der Entfernung des Hoffa-Fettkörpers ein vermehrter Streß auf die distalen Anteile der parapatellären Retinakula. Insbesondere bei Fällen von vorderem Knieschmerz macht diese Prozedur wenig Sinn.

Der mediale Seitenbandapparat besteht aus einer kurzen tiefen femorotibialen Bandverbindung, die vom Epicondylus femoris bis distal der Tibiakante reicht. Der zentrale Anteil des Innenmeniskus ist an dieser Struktur befestigt. Das oberflächliche Längsband bedeckt die tiefe Schicht und reicht vom Epicondylus femoris bis distal des Pes anserinus. Dorsal davon schließt sich das hintere Schrägband an, das vom Epikondylus zur proximalen posteromedialen Tibia verläuft und eng mit den 5 einstrahlenden Ästen der Semimembranosussehne vernetzt ist. Das oberflächliche Seitenband verfügt in ca. 20°-Flexion über maximale Spannung, wogegen sich das hintere Schrägband in voller Extension am stärksten anspannt. Die Stabilität dieser Strukturen kann daher in den verschiedenen Positionen durch Valgusstreß selektiv geprüft werden. Insbesondere beim medialen Seitenbandapparat ist zu beachten, daß sämtliche Bandansätze großflächig sind. Wir bevorzugen deshalb bei rekonstruktiven Eingriffen transperiostale resorbierbare Nähte. Im Gegensatz zu Schrauben mit Unterlegscheiben oder Spezialplatten ermöglichen sie dem Gewebe im Rahmen einer frühfunktionellen Rehabilitation die möglichst anatomische Heilung. Auf der lateralen Seite findet sich als passiver ligamentärer Stabilisator das fibulare Seitenband, das im Vergleich zur medialen Seite eine größere Aufklappbarkeit des lateralen Gelenkes in Beugung und Streckung durch Varusstreß ermöglichst. Der femorale Ansatz der Popliteussehne befindet sich unmittelbar ventral vom Ansatz des fibularen Seitenbandes. Die Sehne verläuft durch den Hiatus des Außenmeniskus und hat im distalen Anteil des Kanales starke membranartige Verbindungen zu diesem [3]. Der M. popliteus entspringt an der dorsomedialen Tibiametaphyse. Seine Kontraktur bewirkt eine Innenkreiselung des Unterschenkels und so wird dieser Muskel zum starken aktiven Stabilisator gegen die posterolaterale Translation der Tibia. Neben seiner Sehne hat der Muskel straffe, großflächige Einstrahlungen in das Meniskushinterhorn und an die Fibula [3]. Verletzungen dieser Strukturen haben auch bei subtilster anatomischer Rekonstruktion meistens eine relevante posterolaterale Instabilität zur Folge. Zusammen mit der übrigen ischiokruralen Muskulatur wirkt der M. biceps femoris auch als Beuger, hat aber durch seinen kräftigen Ansatz am dorsalen Fibulaköpfchen und seine Einstrahlungen in die posterolaterale Kapsel, ähnlich dem M. semimembranosus, auch eine wichtige Funktion als posterolateraler Stabilisator.

Schließlich sei in diesem Zusammenhang auf die eminent wichtige Zuggurtungsfunktion des gelenkübergreifenden Tractus iliotibialis verwiesen, der sowohl das Femur als auch das Kniegelenk gegen Varusbelastungen stabilisiert. Ferner stabilisiert das distale Traktussystem mit seiner tiefen Schicht, dem Septum intermusculare und den Kaplan-Fasern sowie seinen Einstrahlungen in den Arkuatumkomplex, das Kniegelenk gegen anterolaterale und

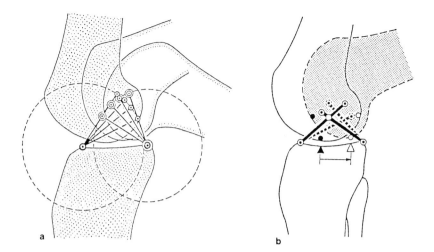

Abb. 1. a Die beiden Kreuzbänder bewegen sich während der Extension/Flexion nach dem Prinzip des überschlagenen Gelenkvierecks auf Kreisbahnen, wenn man schematisch auf eine Ebene reduziert. Mit den sich auf Kreisbahnen bewegenden Kreuzbandinsertionspunkten gekoppelt, kommt es physiologischerweise zur automatischen Rückverlagerung des femoralen Aufliegepunktes auf dem Tibiaplateau

posterolaterale Translation. Die Verwendung größerer Traktusstreifen für ligamentäre Rekonstruktionen kann diese Funktionen kompromittieren.

Die Kinematik der Kollateralbandursprünge bzw. -ansätze wird durch die Burmester-Kurve präzisiert, die synergistisch zu den „idealen Isometriepunkten" der Viergelenkkette des Kreuzbandsystems verläuft. Obwohl die beiden Kreuzbänder komplexe dreidimensionale Strukturen sind und die Verbindungslinien zwischen den jeweiligen Faseransätzen auf Ebenen liegen, die aus der Sagittalebene herausgedreht sind und so auch einen bestimmenden Einfluß auf das Rotationsverhalten des Kniegelenkes haben, wird diese Viergelenkkette als vereinfachende Darstellung allgemein akzeptiert. Aus der topographischen Anordnung der Kreuzbänder ergibt sich logischerweise, daß sie die Luxation des Tibiakopfes nach ventral bzw. nach dorsal verhindern. Durch das Zusammenwirken beider Kreuzbänder in der Bewegung entsteht diese Viergelenkkette, die nun ihrerseits das bekannte Roll-Gleit-Verhalten beider Femurkondylen bestimmt [4]. Anhand der Flexion läßt sich dieses Roll-Gleiten anschaulich darstellen:

An sich müßten die Femurkondylen bei maximaler Flexion soweit nach dorsal rollen, daß eine erhebliche Subluxationsposition resultieren würde. Durch das intakte Kreuzbandsystem wird jedoch gleichzeitig ein Gleitmechanismus nach ventral induziert, der die Dorsalverlagerung des Femurs deutlich reduziert (Abb. 1a, b).

Eine Beeinträchtigung dieses Systems – z.B. durch chronische Insuffizienz des vorderen Kreuzbandes – muß also eine erhebliche Störung der Gelenkmechanik bewirken. Tatsächlich besteht bei chronischer Insuffizienz des vorderen Kreuzbandes eine verstärkte Dorsalverlagerung der Femurkondylen, was erfahrungsgemäß zu Schädigung der Menisken und sekundärer Auslockerung der peripheren Kapselbandstrukturen führt.

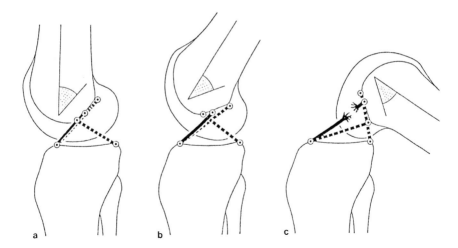

Abb. 2a–c. Falsch eingesetzte Kreuzbänder können sich während einer Flexion nicht auf Kreisbahn bewegen; so erschlafft ein zu weit nach ventral (**a**) refixiertes vorderres Kreuzband bei ca. 40°-Flexion. Bei 120°-Flexion muß es wegen mangelnder Länge zerreißen (**c**)

Aus diesen Zusammenhängen ergibt sich auch, daß nach ligamentären Wiederherstellungsoperationen mit unpräziser „Anatomometrie" die Gelenkmechanik zwangsläufig gestört ist. In der klinischen Praxis kann daher als Faustregel gelten, daß in solchen Fällen entweder eine ausreichende Stabilität mit eingeschränkter Beweglichkeit oder eine gut Beweglichkeit mit insuffizienter Stabilität resultiert (Abb. 2a–c).

Obwohl diese Grundlagen seit langem bekannt sind, bleibt die operative Rekonstruktion des Kreuzbandsystemes schwierig, was besonders für das hintere Kreuzband gilt. Zur Vertiefung der bestehenden Kenntnisse haben Walter O'Brien und Niklaus Friederich ausgedehnte Distanzmessungen beider Kreuzbänder an menschlichen Kniegelenkpräparaten vorgenommen. Dabei wurden die Distanzänderungen der korrespondierenden Ansatzpunkte verschiedener Faseranteile der Kreuzbänder in verschiedenen Bewegungsausschlägen gemessen. Das wesentliche Resultat besteht in der Bestätigung der weitgehend bekannten Isometrieverhältnisse, d.h. der Punkte mit der geringsten Distanzänderung und der Definition einer Transitionslinie für das Ansatzareal des jeweiligen Kreuzbandendes. Diese Transitionslinien verlaufen, vereinfachend gesagt, durch die Isometriepunkte und tangential zum anatomischen Ansatzbereich [5].

Der femorale Ursprung des vorderen Kreuzbandes entspricht, grob vereinfacht, einer halben Kreisfläche. Der Punkt mit der geringsten Distanzänderung liegt auf dem proximalen und ventralen Rand dieses Bereiches (Abb. 3, Tabelle 1). Die Transitionslinie verläuft durch diesen Punkt in einem nach ventral geöffneten Winkel von ca. 30° zur Längsachse des Femurs. Der tibiale Ansatz des vorderen Kreuzbandes ist annäherungsweise tropfenförmig. Der korrespondierende Punkt mit der geringsten Distanzänderung liegt auf dem Rand des anteromedialen Quadranten. Die Transitionslinie verläuft durch diesen Punkt und liegt in der Frontalebene (Abb. 4a, b).

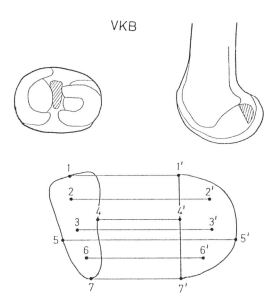

Abb. 3. Korrespondierende Faserverläufe im vorderen Kreuzband vom femoralen Ursprung (*rechts*) zur tibialen Insertion (*links*). Faser *1* entspricht dem anterioren Rand des vorderen Kreuzbandes. Faser *3* entspricht einer zentralen Faser, Faser *7* dem posterioren Rand des vorderen Kreuzbandes

Tabelle 1. Isometrie von Fasern des vorderen Kreuzbandes. Die Fasernnummern entsprechen denen in Abb. 3

Faser	Maximaler Abstand der femoralen und tibialen Insertionen in mm (Durchschnitt aus 5 Knien)	Durchschnittliche Distanzänderung in Flexion in Prozent
1	37	< 1
2	34	− 18
3	31	− 28
4	26	− 25
5	32	− 30
6	27	− 35
7	24	− 41

Der femorale Ursprung des hinteren Kreuzbandes ist ovalär und dreidimensional gekrümmt. Der „isometrische" Punkt liegt auf dem maximal dorsalen Rand. Die Transitionslinie verläuft parallel zur Femurlängsachse. Der tibiale Ansatz ist ebenfalls ovalär. Der korrespondierende „Idealpunkt" liegt auf dem Rand des dorsolateralen Quadranten, die Transitionslinie verläuft in der Frontalebene (Abb. 5, 6a, b, Tabelle 2).

Am vorderen Kreuzband weisen daher die anteromedialen Fasern die geringste Längenänderung auf und bleiben bei zunehmender Flexion unter annähernd gleicher Spannung,

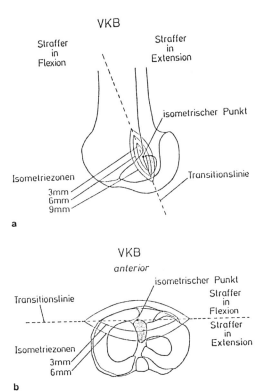

Abb. 4. a Femorale Isometriezonen für das vordere Kreuzband mit dem tibialen isometrischen Punkt als Referenz. Die anatomische Insertion ist *schwarz schraffiert*. Die anteriore Begrenzung der anatomischen Insertion liegt auf der Transitionslinie. Posterior dieser Linie inserierende Fasern kommen bei Extension unter Spannung. Anterior dieser Linie inserierende (Pseudo-)Fasern würden bei Flexion unter Spannung kommen. **b** Tibiale Isometriezonen für das vordere Kreuzband mit dem femoralen isometrischen Punkt als Referenz. Die anatomische Insertion ist *schwarz schraffiert*. Die anteriore Kante der anatomischen Insertion des vorderen Kreuzbandes liegt auf der Tansitionslinie. Posterior dieser Linie inserierende Fasern kommen bei Extension unter Spannung. Anterior dieser Linie inserierende (Pseudo-)Fasern würden bei Flexion unter Spannung kommen

während sich die mehr posterolateralen Faseranteile zunehmend entspannen. Umgekehrt rekrutieren sich bei der Extension diese mehr posterolateralen Bandanteile in zunehmend paralleler Richtung zum anteromedialen Anteil. Mechanisch bedeutet dies eine zunehmende Verstärkung des vorderen Kreuzbandes in Extension, was aufgrund des sich hier immer mehr verkürzenden Hebelarmes des Bandes auch seinen mechanischen Bedürfnissen entspricht.

Beim hinteren Kreuzband finden wir annähernd umgekehrte Verhältnisse vor, d.h. daß in Beugung der Hebelarm immer kürzer wird und deshalb mehr Fasern angespannt werden müssen, was auch tatsächlich zu beobachten ist.

Für alle operativen Rekonstruktionen am Kreuzbandsystem ergibt sich daraus die Konsequenz, daß die jeweilige anatomische Ansatzfläche unter Erfassung des „Idealpunktes"

8

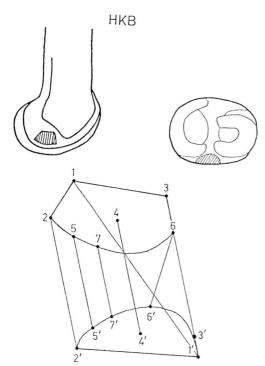

HKB

Abb. 5. Korrespondierende Faserverläufe im hinteren Kreuzband vom femoralen Ursprung (*rechts*) zur tibialen Insertion (*unten*). Faser *1* entspricht dem hinteren Schrägbündel, Faser *4* einer zentralen Faser und Faser *6* den anteriorsten Fasern des hinteren Kreuzbandes

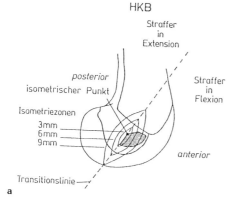

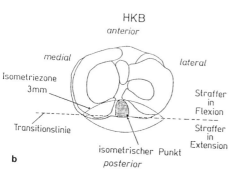

Abb. 6. a Femorale Isometriezonen für das hintere Kreuzband mit dem isometrischen tibialen Punkt als Referenz. Die anatomische Insertion ist *schwarz schraffiert*. Die posteriore Begrenzung der anatomischen Insertion liegt auf der Transitionslinie. Anterior dieser Linie inserierende Fasern kommen bei Flexion unter Spannung. Posterior dieser Linie inserierende (Pseudo-)Fasern würden bei Extension unter Spannung kommen. b Tibiale Isometriezonen für das hintere Kreuzband mit dem femoralen isometrischen Punkt als Referenz. Die anatomische Insertion ist *schwarz schraffiert*. Die posteriore Kante der anatomischen Insertion liegt auf der Transitionslinie. Anterior dieser Linie inserierende Fasern kommen bei Flexion unter Spannung. Posterior dieser Linie inserierende (Pseudo-)Fasern würden bei Flexion unter Spannung kommen

Tabelle 2. Isometrie von Fasern des hinteren Kreuzbandes. Die Fasernummern entsprechen denen in Abb. 5

Faser	Maximaler Abstand der femoralen und tibialen Insertionen in mm (Durchschnitt aus 5 Knien)	Durchschnittliche Distanzänderung in Flexion in Prozent
1	41	< 1
2	30	− 21
3	35	− 25
4	35	− 31
5	32	− 40
6	32	− 44
7	28	− 53

so gut wie möglich imitiert werden sollte und daß die Transitionslinie nicht überschritten werden darf.

Am besten lassen sich diese Ansatzflächen bis heute durch eine geeignete Formgebung autologer osteoligamentärer Transplantate aus der Patellarsehne imitieren. Diese Transplantate unterliegen jedoch in den ersten 9–12 Monaten einem phasenhaften und gesetzmäßig ablaufenden Umbauprozeß (Ischämie, Revaskularisierung, kollagene Hypertrophie und Remodeling). Bei der mehrmonatigen physiotherapeutischen Rehabilitation sollte daher berücksichtigt werden, daß der Streckapparat zwischen 10 und 60°Flexion ein starker Antagonist des vorderen Kreuzbandes ist, weshalb selektives Quadrizepstraining in diesem Winkelbereich und Kraftübungen gegen Widerstand am langen Hebel Streß auf das Transplantat ausüben werden.

Die wesentlichen Antagonisten des hinteren Kreuzbandes liegen in der ischiokruralen Muskulatur, weswegen wir nach Rekonstruktion des Bandes die Flexion auf 60° limitieren und von Kraftübungen gegen Widerstand in Flexion absehen.

Literatur

1. Ahmed AM et al. (1989) Correlation of the patellar tracking motion with the articular surface topography. TORS 35th Annual Meeting, Las Vegas, p 202
2. Fu FH et al. (1990) The functional anatomy, biomechanics and kinematics of the meniscus. Scientific Exhibition # 3006, 57th Annual Meeting AAOS, Feb 8–13, New Orleans
3. Hunziker EB, Stäubli H-U, Jakob RP (1990) Chirurgische Anatomie des Kniegelenkes. In: Jakob RP, Stäubli H-U (Hrsg) Kniegelenk und Kreuzbänder. Springer, Berlin Heidelberg New York Tokyo, S 38–43
4. Menschik A (1974) Mechanik des Kniegelenkes, Teil 1. Z Orthop 112:481–495
5. Menschik A (1974) Mechanik des Kniegelenkes, Teil 2. Z Orthop 113:388–400
6. Menschik A (1974) Mechanik des Kniegelenks, Teil 3. Sailer, Wien

7. Menschik A (1977) The basic kinematic principle of the collateral ligaments, demonstrated on the knee joint. In: Chapchal G (ed) Injuries of the ligaments and their repair. Thieme, Stuttgart, pp 9–16
8. Friederich NF, O'Brien WR (1990) Zur funktionellen Anatomie der Kreuzbänder. In: Jakob RP, Stäubli H-U (Hrsg) Kniegelenk und Kreuzbänder. Springer, Berlin Heidelberg New York Tokyo, S 80–95

II. Das Einheilungsverhalten ligamentärer Ersatzplastiken am Kniegelenk

Heilungsvorgänge bei ligamentären Ersatzplastiken

A. Wentzensen[1], T. Drobny[2] und S. Perren[3]

[1] Berufsgenossenschaftliche Unfallklinik Ludwigshafen (Ärztl.Dir.: Priv.-Doz.Dr.A. Wentzensen)
Ludwig-Guttmann-Str. 13, W–6700 Ludwigshafen/Rh., Bundesrepublik Deutschland
[2] Abteilung für Orthopädische Chirurgie, Kantonsspital Bruderholz
(Leiter: PD Dr.W. Müller), CH–4101 Bruderholz BL
[3] Labor für Experimentelle Chirurgie, Davos Platz, CH–7220 Davos

Das vordere Kreuzband ist die am häufigsten verletzte ligamentäre Struktur am Kapselbandapparat des Kniegelenkes, und die Wiederherstellung des Zentralpfeilers ist für den ungestörten Bewegungsablauf vorrangig.

Zum Ersatz des vorderen Kreuzbandes stehen grundsätzlich autogene, intraartikuläre, extraartikuläre oder Kombinationen aus beiden Verfahren sowie Ersatzplastiken mit allogenem oder xenogenem Material zur Verfügung. Die Anforderungen seitens des Transplantatlagers an einen autologen Ersatz des vorderen Kreuzbandes sind besonders hoch, da eine Strecke von etwa 4 cm im Knie überbrückt werden muß, auf der ein Transplantatlager fehlt. Bei der Durchsicht der Literatur stellt man fest, daß alle Transplantatarten mit autogenem ortsständigem Gewebe zu etwa 80% gute Ergebnisse zeigen, obwohl Krankengut, Zeitdauer der Instabilität, Operationstechnik, Begleit- und Nachbehandlung und nicht zuletzt der Zeitpunkt der Nachuntersuchung und die dabei vorgenommenen Stabilitäts- und Funktionstests mit großer Sicherheit unterschiedlich gehandhabt werden. Vor allem der Frage nach dem Zeitpunkt der Belastbarkeit eines solchen Transplantates wurde bislang wenig Beachtung geschenkt, da dazu wenig Wissen zur Verfügung steht.

Fragestellung

Ziel dieser experimentellen Studie war es, das Einheilungsverhalten von autogenen Sehnentransplantaten zum Ersatz des vorderen Kreuzbandes zu untersuchen und die biochemischen Eigenschaften nach einem Zeitraum von einem Jahr mit einem normalen vorderen Kreuzband zu vergleichen. Zu diesem Zweck wurden an Kniegelenken von 35 Schweizer Bergschafen mit vergleichbarem Körpergewicht und Lebensalter mittels Mikroangiographie und feingeweblicher Untersuchung im zeitlichen Intervall unmittelbar postoperativ bis 52 Wochen postoperativ Gefäßversorgung und feingewebliches Bild sowie durch Zug-

Hefte zur Unfallheilkunde, Heft 217
K. Weise / S. Weller (Hrsg.)
© Springer-Verlag Berlin Heidelberg 1991

Tabelle 1. Zeitliche Untersuchungsfolge von Histologie, Mikroangiographie und biomechanischen Tests in den einzelnen Untersuchungsgruppen

Wochen	Postoperativ	2	4	6	8	26	52
Freies autogenes	H		H	H	H	H	H	H
Transplantat (Gruppe A)	M		M	M	M	M	M	M
								B
Distal gestieltes autogenes	H		H	H	H	H	H	H
Transplantat (Gruppe B)	M		M	M	M	M	M	M
								B
Hoffa-gestieltes	H		H	H	H	H	H	H
Sehnentransplantat (Gruppe C)	M		M	M	M	M	M	M
								B
Xenogenes			H		H	H	H	
Transplantat (Gruppe D)			M		M	M	M	
								B

H = Histologie, *M* = Mikroangiographie, *B* = Biomechanik

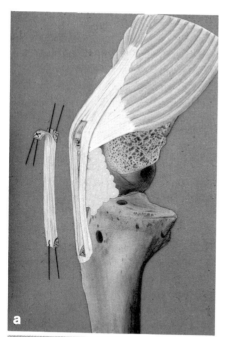

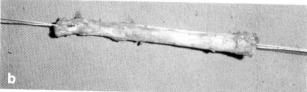

Abb. 1a, b. Freies Patellarsehnentransplantat. Armierung der beiden Knochenblöcke an den Transplantatenden mit Stahldraht

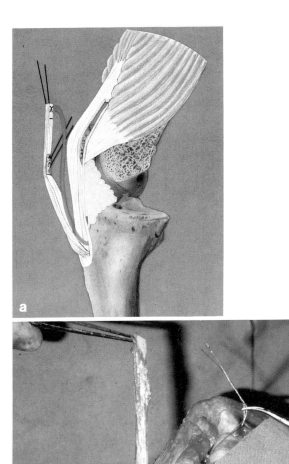

Abb. 2a, b. Distal gestieltes Patellarsehnentransplantat

und Dehnversuche 52 Wochen postoperativ Steifigkeit und Reißfestigkeit untersucht (Tabelle 1).

Es wurden 4 Gruppen gebildet: In Gruppe A kam freies Patellarsehnentransplantat (Abb. 1a, b), in Gruppe B ein distal gestieltes (Abb. 2a, b) und in Gruppe C ein Hoffa-gestieltes Patellarsehnentransplantat zur Anwendung (Abb. 3a, b). In Gruppe D wurde das Einheilungsverhalten eines sog. Xenograft, einer glutaraldehydfixierten Ochsensehne [4] untersucht (Abb. 4a, b).

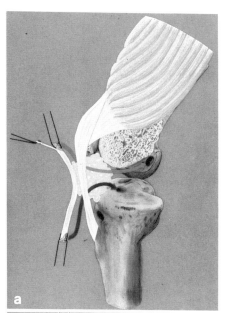

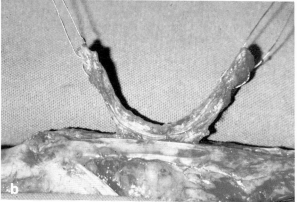

Abb. 3a, b. Hoffa-gestieltes Patellarsehnentransplantat

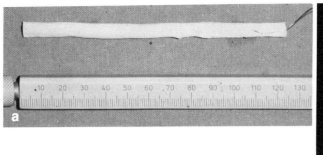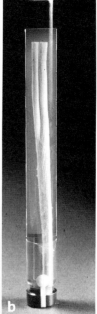

Abb. 4a, b. Xenogenes Transplantat

Methodik

Das vordere Kreuzband wurde exzidiert und jeweils durch eines der genannten Transplantate ersetzt (Abb. 5a, b). Die Fixation erfolgte über 6-mm-Bohrkanäle in Femur und Tibia sowie Metallunterlegscheiben. Um eine sichere, definierte und vergleichbare Ruhigstellung des Kniegelenkes zu gewährleisten, wurde bei allen Tieren 3 Wochen ein gelenküberbrückender Fixateur externe angelegt (Abb. 6). Durch eine Spezialaufhängung wurde zusätzlich erreicht, daß die Tiere nicht unnötig belasteten und dabei evtl. ausrutschten. Die Entfernung der Brust-Bauch-Gurte erfolgte, sobald die Tiere voll belasteten [6]. Die mikroangiographischen Untersuchungen erfolgten mit einem preßluftgesteuerten Druck von 120–160 mmHg (Abb. 7a, b).

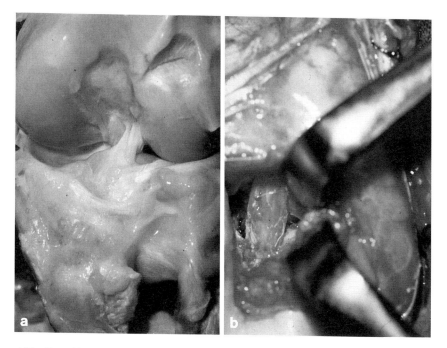

Abb. 5. a Situs des vorderen Kreuzbandes beim Blick von ventral in die Fossa intercondylaris.
b Patellarsehnentransplantat in situ

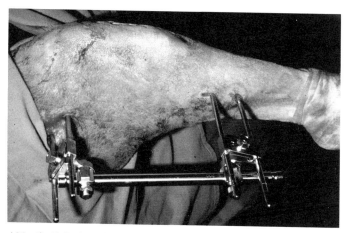

Abb. 6. Gelenküberbrückender Fixateur externe zur Immobilisierung des Kniegelenkes

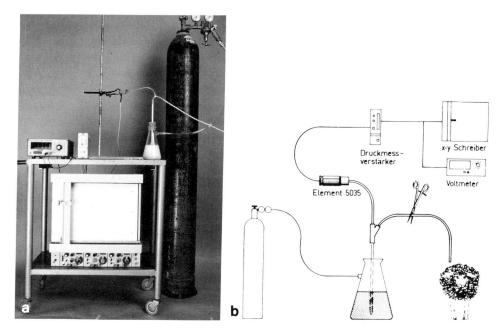

Abb. 7. a Füll- und Meßeinrichtung für die Mikroangiographie. b Schema der Füll- und Meßeinrichtung für die Mikroangiographie

Ergebnisse der mikroangiographischen Untersuchungen

Bei den autogenen Transplantaten fand sich kein Unterschied in der Vaskularisierung. Alle
Transplantatgruppen zeigten unmittelbar postoperativ keine Gefäßfüllung (Abb. 8, 9). Zwei
Wochen postoperativ ließ sich in allen Gruppen eine deutliche Gefäßfüllung nachweisen
(Abb. 10), histologisch zeigten sich nur wenige Tendinozyten (Abb. 11). Zu den folgenden
Untersuchungszeitpunkten ließ sich jeweils eine konstant reiche Gefäßfüllung darstellen.
Nach 52 Wochen war diese zwar geringer als zum zeitlichen Beginn der Serie, aber immer
noch deutlicher als bei einem normalen vorderen Kreuzband (Abb. 12).

Bei den xenogenen Transplantaten fanden sich weder nach 4 noch nach 8 Wochen
Gefäßfüllungen (Abb. 13a, b). Erst nach 26 Wochen ließ sich in diesen Transplantaten eine
beginnende Vaskularisierung nachweisen, die nach 52 Wochen weiter zugenommen hatte.
Diese Vaskularisierung ging mit dem Nachweis von Tendinozyten in den intertendinösen
Spalten einher (Abb. 14a, b).

Diese Untersuchungen lassen den Schluß zu, daß auch nach einem Jahr die Anpassungsvorgänge der autogenen wie der xenogenen Transplantate noch nicht abgeschlossen
sind. Dabie läßt die Abnahme der Gefäßdichte in der zeitlichen Folge bei den autogenen
Transplantaten eine allmähliche Anpassung erkennen, während bei den xenogenen Transplantaten das Auftreten von Gefäßen in den intertendinösen Spalten die Frage offen läßt,
ob das xenogene Transplantat allmählich durch körpereigenes Gewebe ersetzt wird und ihm

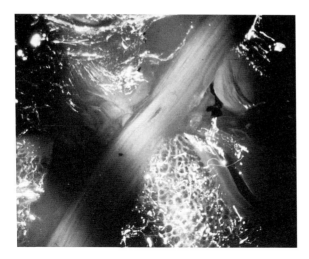

Abb. 8. Übersichtsmikroangiographie eines freien Kreuzbandtransplantats unmittelbar postoperativ am Eingang zum tibialen Bohrkanal. Keine Gefäßfüllung im freien Transplantat

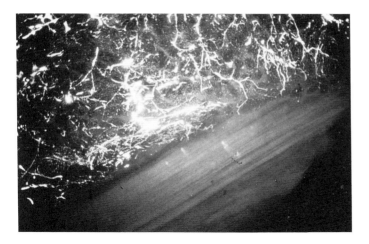

Abb. 9. Distal gestieltes Kreuzbandtransplantat unmittelbar postoperativ. Keine Kontrastmittelfüllung im Transplantat. Scharfe Grenze zwischen Transplantat und Knochen am Eingang zum femoralen Bohrkanal. Vergrößerung 30fach

damit lediglich Platzhalter- und Leitschienenfunktion für das nachfolgende körpereigene Gewebe zukommt. Dies wäre gleichbedeutend mit einer wesentlich geringeren Belastbarkeit über einen längeren Zeitraum.

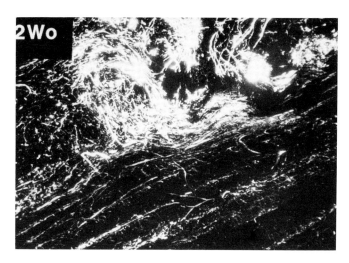

Abb. 10. Freies Kreuzbandtransplantat 2 Wochen postoperativ, feine Gefäßfüllung im Transplantat mit Anastomosen zum Fettkörper. Vergrößerung 25fach

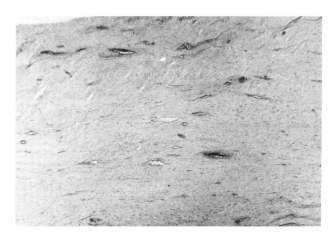

Abb. 11. Freies Kreuzbandtransplantat 2 Wochen postoperativ, straffe Ausrichtung im intermediären Bereich. Im Zentrum zellarme, faserreiche Abschnitte. Zum Rande hin deutlich zunehmender Zellreichtum. Fettzellen in den intertendinösen Spalten. Hämatoxylin-Eosin-Färbung 20fach

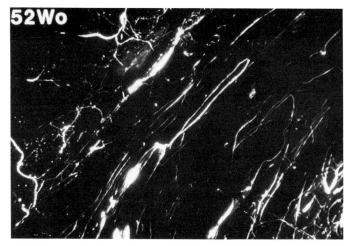

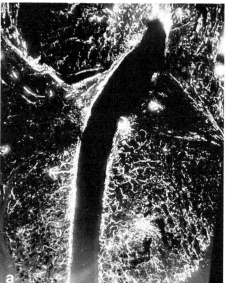

Abb. 12. Distal gestieltes Kreuzbandtransplantat 52 Wochen postoperativ. Teilaufnahme des intraartikulären Bereichs. Deutliche Abnahme der Gefäßdichte und der Kaliberstärke der Gefäße. Vergrößerung 25fach

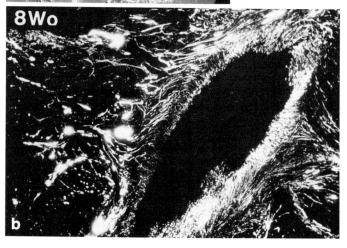

Abb. 13a, b

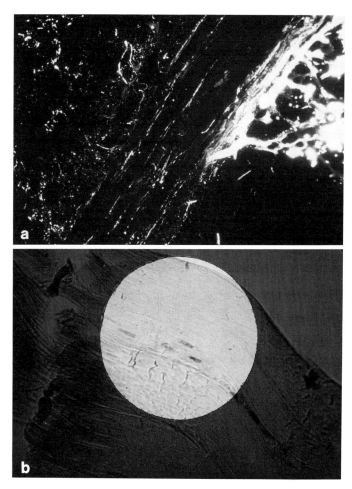

Abb. 14. a Xenogenes Kreuzbandtransplantat 26 Wochen postoperativ. Deutlich sichtbare längsge-
richtete Gefäßfüllungen im xenogenen Transplantat am Eingang zum tibialen Kanal. Vergrößerung
25fach. **b** Xenogenes Kreuzbandtransplantat 26 Wochen postoperativ. Im intermediären Bereich deutlich angefärbte Tendinozyten in den intertendinösen Spalten. Hämatoxylin-Eosin-Färbung 100fach

Abb. 13. a Xenogenes Kreuzbandtransplantat 4 Wochen postoperativ. Im tibialen Bohrkanal keine
Gefäßfüllung im Transplantat. Am Rande des Bohrkanales ausgeprägte Vaskularisierung mit kräftigen
Gefäßkalibern. **b** Xenogenes Kreuzbandtransplantat 8 Wochen postoperativ. Im intraartikulären Be-
reich intensive bürstenartige Gefäßfüllung um das Transplantat herum. Im Transplantat keine Gefäße.
Vergrößerung 19fach

22

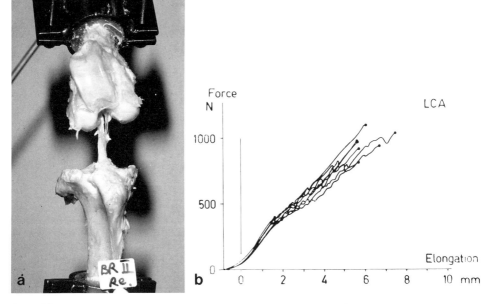

Abb. 15. a Einspannvorrichtung für die mechanische Prüfung. **b** Zug-Dehnungs-Diagramm des normalen, intakten vorderen Kreuzbandes am Schaf (n = 8). Die Verschiebung des Nullpunktes auf der Abszisse kennzeichnet den Beginn der linearen Steigung

Histologische Ergebnisse

Bei den histologischen Untersuchungen 2 Wochen nach Transplantation fanden sich nur wenige Bindegewebezellen in den Transplantaten, mit zunehmendem Abstand zum Operationszeitpunkt nahm die Zahl der nachweisbaren anfärbbaren Zellkerne zu. Bei den feingeweblichen Untersuchungen ließen sich zu keinem Zeitpunkt entzündlich-resorptive Zellinfiltrationen nachweisen, die als Zeichen einer Nekrose anzusehen wären. Ähnliche Beobachtungen wurden von Alm [1] sowie Whiston u. Walmsley [7] gemacht. Die Autoren deuten die mangelnde Anfärbbarkeit der Fibrozyten als „degenerative" Veränderungen des transplantierten Gewebes. Dabei glich das feingewebliche Bild des transplantierten autogenen Gewebes auch nach 52 Wochen weder dem normalen Patellarsehnengewebe noch einem intakten vorderen Kreuzband.

Biomechanische Ergebnisse

Die mechanischen Untersuchungen auf der Prüfmaschine RUMULUS erfolgten mit einer Geschwindigkeit von 20 mm/min, dabei wurde eine Kontrollgruppe von intakten Kreuzbändern mit den 3 Transplantatgruppen verglichen. Die Kontrollgruppe zeigte ein charakteristisches einheitliches Zugdehnungsdiagramm, das als Vergleichswert diente (Abb. 15a, b).

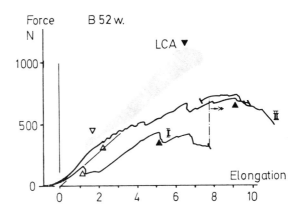

Abb. 16. Zug-Dehnungs-Diagramm der distal gestielten Kreuzbandtransplantate I und II 52 Wochen postoperativ

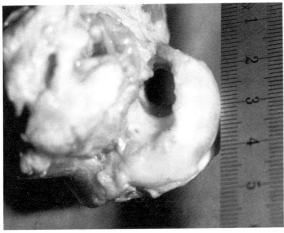

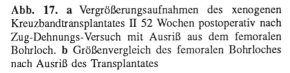

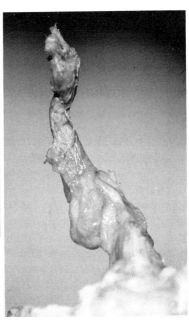

Abb. 17. a Vergrößerungsaufnahmen des xenogenen Kreuzbandtransplantates II 52 Wochen postoperativ nach Zug-Dehnungs-Versuch mit Ausriß aus dem femoralen Bohrloch. **b** Größenvergleich des femoralen Bohrloches nach Ausriß des Transplantates

Die Steifigkeit wurde als linearer Anteil der Zugdehnungskurve bewertet. Die besten Werte erreichten die autogenen distal gestielten Transplantate mit 67 bzw. 79% Steifigkeit im Vergleich zu den intakten vorderen Kreuzbändern (Abb. 16).

Die biochemischen Ergebnisse der xenogenen Transplantate konnten nicht zum Vergleich herangezogen werden, da ein Transplantat bei der Explantation eine Teilruptur aufwies und bei einem 2. Transplantat beim Zugversuch ein Ausriß aus dem femoralen Bohrloch erfolgte (Abb. 17a, b).

Tabelle 2. Steifigkeit 1 Jahr nach Operation im Vergleich
zum intakten vorderen Kreuzband der Gegenseite

	Links (Gesund) (N/mm)	Rechts (Transplantat) (N/mm)	Rechts/links (%)
Gruppe A1	172	77	45
Gruppe A 2	231	63	26
Gruppe B 1	206	138	67
Gruppe B 2	247	196	79
Gruppe C 1	237	65	31
Gruppe C 2	209	98	47
Gruppe D 1	229	ca. 9	ca. 4
Gruppe D 2	258	33	13

Die mechanischen Untersuchungen zeigen zusammen mit den histologischen und mikroangiographischen Befunden, daß auch nach 52 Wochen die Qualität eines intakten vorderen Kreuzbandes durch die Transplantation noch nicht wieder erreicht ist (Tabelle 2).

Diskussion

Nach heutigem Kenntnisstand beeinflußt ein dosierter Reiz die funktionelle Anpassung von parallelfaserigem kollagenem Bindegewebe. In der hier vorliegenden Studie wurde auf eine definierte Ruhigstellung Wert gelegt, um schädliche Einflüsse auf das Transplantat zu vermeiden und vergleichbare Ausgangssitutionen zu schaffen. Die bei allen autologen Transplantaten nachweisbare rasche, weit über die normale Durchblutung hinausgehende Vaskularisierung ist Zeichen eines vermehrten Um- und Abbaus in der Sehne. Mit zunehmendem Abstand von der Transplantation nehmen Zahl und Größe der Gefäße wieder ab. Die Tatsache, daß aber auch nach 52 Wochen die Transplantate noch eine größere Gefäßdichte als ein normales vorderes Kreuzband aufweisen, läßt den Schluß zu, daß auch nach dieser Zeit die Anpassungsvorgänge noch nicht abgeschlossen sind. Am vorderen Kreuzband mit seiner exponierten Lage im Gelenk ohne ein gut durchblutetes Transplantatlager müßten eigentlich Nekrosen bzw. ein Ersatz durch Granulationsgewebe zu erwarten sein. Gewebenekrosen konnten wir jedoch nicht nachweisen. Möglicherweise spielt hier die von Whiteside und Sweeny [8] sowie Ginsburg et al. [3] beschriebene synoviale Diffusion für die Ernährung des Transplantates eine wichtige Rolle, bei der sich die Vitalität von Kreuzbändern, die in den suprapatellaren Raum gelegt wurden, über einen Zeitraum von 10 Tagen mit der Hydrogene-wash-out-Technik nachweisen ließ. Ginsburg et al. untersuchten die synoviale Diffusion nach Kreuzbandtransplantation und stellten fest, daß die Ernährung über eine synoviale Diffusion möglich ist und eine wesentliche Rolle bei der Erhaltung der Vitalität spielt.

Schlußfolgerungen für die Klinik

Sofern tierexperimentelle Untersuchungsergebnisse überhaupt Rückschlüsse auf humane Heilungsvorgänge zulassen, kann man folgern, daß der Ersatz des vorderen Kreuzbandes mit autogenem Gewebe möglich und erfolgversprechend ist. Dabei ist mit nur langsamer Anpassung und Ausrichtung des transplantierten Gewebes zu rechnen. Im Rahmen der Begleit- und Nachbehandlung sowie bei der Wiederaufnahme sportlicher Betätigung ist dies zu berücksichtigen, da eine zu frühe Belastung auf ein wenig belastbares Transplantat trifft. Die Begleit- und Nachbehandlung muß diesen Gegebenheiten Rechnung tragen.

In dieser Phase wäre ein begleitender Schutz durch eine temporäre Augmentation des Transplantates wünschenswert, da auch das beschriebene interligamentäre ausgedehnte neurale Netzwerk [5] durch eine Transplantation nicht wiederhergestellt werden kann und so das wichtige afferente Meldesystem entfällt, das durch das Spannungsverhalten in unterschiedlichen Bewegungseinstellungen hervorgerufen wird.

Literatur

1. Alm A (1973) Survival of part of patella tendon transposed for reconstruction of anterior cruciate ligament. Acta Chir Scand 139:443–447
2. Arnozky SP, Tarvin GB, Marshall JL (1982) Anterior cruciate replacement using patellar tendon. J Bone Joint Surg [Am] 64A:217–224
3. Ginsburg HJ, Whiteside LA, Piper TL (1980) Nutrient pathways in transferred patellar tendon used for anterior cruciate ligament reconstruction. Am J Sports Med 8:15–18
4. McMaster WC, Houzelos J, Liddle S, Waugh TR (1976) Tendon grafting with glutaraldehyde fixed material. J Biomed Mater Res 10:259–271
5. Schutte MJ, Dabezies EJ, Zymny ML, Happel LT (1987) Neural anatomy of the human anterior cruciate ligament. J Bone Joint Surg [Am] 69A:243–247
6. Wentzensen A (1985) Wiederherstellung und biomechanische Bedeutung des vorderen Kreuzbandes am Kniegelenk nach Verletzung – eine klinische und experimentelle Studie. Habilitationsschrift, Tübingen
7. Whiston TB, Walmsley R (1960) Some observations on the reaction of bone and tendon after tunnelling of bone and insertion of tendon. J Bone Joint Surg [Br] 52:377–386
8. Whiteside LA, Sweeny RE (1980) Nutrient pathways of the cruciate ligaments. J Bone Joint Surg [Am] 62A:1176–1180

Heilungsphasen nach experimentellem Kreuzbandersatz mittels Patellarsehnentransplantat: Morphologische Aspekte

U. Bosch[1], W. J. Kasperczyk[1], B. Decker[2], A. Nerlich[3], H. J. Oestern[4] und H. Tscherne[1]

[1] Unfallchirurgische Klinik, Medizinische Hochschule Hannover, Konstanty-Gutschow-Straße 8, W–3000 Hannover 61, Bundesrepublik Deutschland
[2] Abteilung für Zellbiologie und Elektronenmikroskopie, Medizinische Hochschule Hannover, Konstanty-Gutschow-Straße 8, W–3000 Hannover 61, Bundesrepublik Deutschland
[3] Pathologisches Institut, Universität München, Thalkirchner Straße 36, W–8000 München, Bundesrepublik Deutschland
[4] Unfallchirurgische Klinik, Allgemeines Krankenhaus Celle, Siemensplatz 4, W–3100 Celle, Bundesrepublik Deutschland

Das autogene Patellarsehnentransplantat hat im Vergleich zu normalen Kreuzbändern ähnliche biomechanische Eigenschaften und ist deshalb derzeit das Gewebe der Wahl für den biologischen Kreuzbandersatz. Die klinischen und funktionellen Langzeitergebnisse dieses biologischen Kreuzbandersatzes sind jedoch oft unbefriedigend, obwohl verschiedene Autoren die Revaskularisation und zelluläre Repopulation des Patellarsehnentransplantates sowohl im Tiermodell als auch beim Menschen nachweisen konnten und obwohl längere Zeit nach der Operation vitales Transplantatgewebe beschrieben worden ist [1, 3, 6]. Keine experimentelle Studie konnte bisher nachweisen, daß nach Einheilung eines biologischen Kreuzbandersatzes die biomechanischen Eigenschaften eines normalen Kreuzbandes erreicht werden [5, 6]. Die Nachbehandlung von biologischen Kreuzbandrekonstruktionen sollte deshalb in Kenntnis und Verständnis der vorausgegangenen Operation und der postoperativen morphologisch-funktionellen Veränderungen erfolgen, um eine inadäquate Belastung des Transplantatgewebes zu vermeiden.

Ziel dieser Studie war daher die systematische Untersuchung der Einheilung eines autogenen, freien Patellarsehnentransplantates bei frühfunktioneller Behandlung am Beispiel des Ersatzes des hinteren Kreuzbandes beim Schaf.

Material und Methoden

Bei 12 zweijährigen, reinrassigen, weiblichen Schafen (deutsches Schwarzkopfschaf) wurde in Intubationsnarkose das hintere Kreuzband des linken Hinterlaufes reseziert und durch ein autogenes, zentrales Patellarsehnendrittel ersetzt. Zur Standardisierung der Operationstechnik wurden eine Sägeschablone zur konstanten Präparation der Knochenblöckchen des Patellarsehnentransplantates und ein Zielgerät zum Bohren der Knochenkanäle unter genauer Beachtung der Isometrie entwickelt. Die Fixierung des Transplantates erfolgte ebenfalls standardisiert mit einer Spannung von 50N (Tensiometer) bei 70°-Kniebeugung und in vorderer Schubladenposition. Postoperativ erfolgte keine Protektion der operierten Beine. Die Tiere hatten nach Abschluß der Wundheilung freien Auslauf in der Herde. Die schrittweise Zunahme des Bewegungsumfanges und der Belastung des operierten Beines führte nach 6–8 Wochen zur vollständigen Mobilisation der Tiere.

Hefte zur Unfallheilkunde, Heft 217
S. Weller / K. Weise (Hrsg.)
© Springer-Verlag Berlin Heidelberg 1991

Die morphologischen Untersuchungen wurden nach 2, 6, 12, 16, 26, 52 und 104 Wochen durchgeführt. Die intraossären Verankerungen des Patellarsehnentransplantates wurden radiographisch an Querschnitten und histologisch an Knochenschliffen untersucht. Die intraartikulären Transplantatschnitte wurden standardisiert histologisch ausgewertet. Die Ein- und Zweijahresproben wurden zusätzlich transmissionselektronenmikroskopisch untersucht. Die nicht operierte, kontralaterale Seite diente als Kontrolle.

Ergebnisse

Patellarsehne und hinteres Kreuzband

Die Patellarsehne zeigt einen streng faszikulären Aufbau mit paralleler Anordnung der Faszikel und gut davon differenzierbaren interfaszikulären Septen. Sie ist im Vergleich zu den Kreuzbändern zellärmer. Langgestreckte, spindelförmige Tendozyten überwiegen. Dagegen sind beim hinteren Kreuzband die Faszikel helikal angeordnet, und die interfaszikulären Septen sind schmäler. Das hintere Kreuzband ist zellreicher, wobei zentral vermehrt ovoide bis rundliche Zellformen zu finden sind. Unterschiede zwischen der Patellarsehne und dem hinteren Kreuzband lassen sich auch bei den elektronenmikroskopischen Untersuchungen finden. Die Verteilung der Kollagenfibrillen entsprechend ihrem Durchmesser ist in beiden Strukturen tendenziell bimodal. Bei der Patellarsehne finden sich im Vergleich zum hinteren Kreuzband zentral zwischen dicken Fibrillen mehr dünne Fibrillen.

Knochenblockeinheilung

Die radiographischen und histologischen Untersuchungen zeigen nach *2 Wochen* nur eine spärliche Knochenneubildung um die Knochenblöcke. Nach *6 Wochen* erscheinen diese in der ursprünglichen Position ossär eingeheilt (Abb. 1). Zu den späteren Untersuchungszeitpunkten finden sich noch Hinweise für ein Remodeling in der Knochenstruktur [4].

Intraartikulärer Transplantatabschnitt

Nach *2 Wochen* ist die weit fortgeschrittene Umhüllung des Transplantates mit einem synovialisähnlichen Gewebe auffällig. Von dieser gut vaskularisierten Gewebeschicht aus penetrierten Kapillaren und Zellen in das Transplantat. Peripher sind noch längsorientierte Kollagenfasern zu erkennen. Zentral überwiegen jedoch avaskuläre, azelluläre und nekrobiotisch umgewandelte Bereiche mit Fragmentation und Strukturverlust der Kollagenfaserbündel (Abb. 2). Auffallend ist auch eine massive, fettige Degeneration mit großen Fettvakuolen im Granulationsgewebe, die am ehesten als Folge einer Hypoxie zu werten ist. Ebenso sind die herdförmigen Ansammlungen von Glykosaminoglykanen ein Zeichen für Degeneration.

Weniger degenerative Veränderungen sind *6 Wochen* postoperativ zu erkennen. Jetzt steht eine reparative Fibroblastenproliferation im Vordergrund. Die spärlich neugebildeten Fasern zeigen noch keine Längsorientierung entsprechend der Belastungsachse.

28

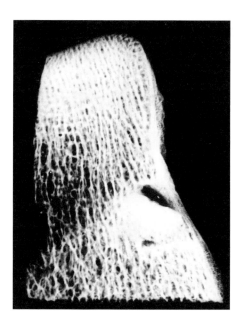

Abb. 1. Makroradiographie 6 Wochen postoperativ. Femurquerschnitt mit ossär eingeheiltem Transplantatknochenblock

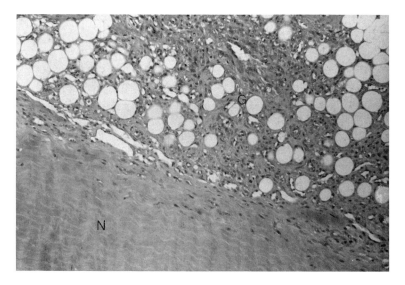

Abb. 2. Zentraler Transplantatlängsschnitt 2 Wochen postoperativ. Granulationsgewebe (*G*) und azelluläres, nekrotisches Transplantatgewebe (*N*). Hämatoxylin-Eosin-Färbung, Vergrößerung 100fach

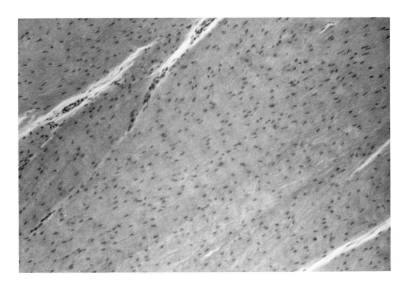

Abb. 3. Zentraler Transplantatlängsschnitt 26 Wochen postoperativ. Gut strukturiertes hyperzelluläres Fasergewebe. Hämatoxylin-Eosin-Färbung, Vergrößerung 100fach

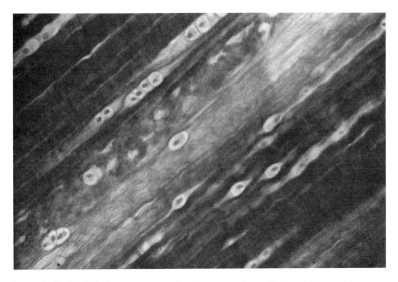

Abb. 4. Transplantatlängschnitt 52 Wochen postoperativ. Degenerativ verändertes Transplantatgewebe mit chondroiden Zellen. Färbung nach van Gieson, Vergrößerung 250fach

Nach *12 Wochen* findet sich peripher partiell eine gute Längsorientierung der Kollagenfasern. In den zentralen Transplantatabschnitten ist die Längsorientierung der Kollagenfasern bei erhöhter Gefäß- und Zelldichte nur mäßig ausgeprägt.

16 Wochen postoperativ zeigt sich peripher ein zell- und gefäßreiches Kollagengewebe, das größtenteils eine gute Streßorientierung aufweist. Zentral ist ebenfalls eine beginnende Ausrichtung der Kollagenfaserbündel zu erkennen, jedoch finden sich auch Gefügestörungen im Fasergewebe sowie perikapillär fleckförmige Zellproliferationen.

Die lichtoptische morphometrische Analyse zeigt bis dahin im zeitlichen Verlauf die Dynamik des Revitalisierungsprozesses in der Frühphase mit abnehmender Nekrose- bzw. Degenerationsrate und zunehmender Faserneubildung. Nach *26 Wochen* erscheint das Transplantat peripher in Bezug auf Zellgehalt, -größe und -form sowie Längsorientierung der Kollagenfaserbündel einem normalen Ligament ähnlich. Die typische Undulation reifer Kollagenfasern fehlt allerdings. Zentral ist das hyperzelluläre Fasergewebe größtenteils auch gut strukturiert, wenn auch dazwischen Faserbezirke mit deutlichem Strukturverlust liegen (Abb. 3). Histochemisch fallen jetzt auch relativ wenig Glykosaminoglykan-Alcianblau-Komplexe auf.

52 und 104 Wochen postoperativ findet sich peripher ein gut strukturiertes Fasergewebe. Zentral fallen jedoch ausgeprägte degenerative, chondroid-metaplastische Veränderungen auf (Abb. 4). Teilweise ist ein Organisationsverlust der Kollagenfasern mit völligem Verlust des faszikulären Aufbaues zu sehen. Auffällig ist auch die massive, seenartige Ansammlung von Glykosaminoglykanen in der Alcianblaufärbung.

Transmissionselektronenmikroskopie

Die ultrastrukturellen Befunde des Transplantatgewebes nach *52 und 104 Wochen* unterscheiden sich erheblich sowohl von einem Kreuzband als auch von der Patellarsehne. Einer der auffälligsten feinstrukturellen Befunde im Transplantat ist die drastische Zunahme dünner Kollagenfibrillen, woraus eine unimodale Verteilung der Fibrillendurchmesser resultiert. Nur peripher gibt es nach 52 Wochen Areale, die in bezug auf Fibrillengröße und -dichte einem normalen hinteren Kreuzband ähnlich sind. Immunhistologisch kann mit entsprechenden Antikörpern sowohl lichtoptisch als auch ultrastrukturell bei den dünnen Fibrillen vermehrt Kollagen Typ III nachgewiesen werden. Andererseits ist auch ein Aufsplitten dickerer Fibrillen in dünnere, ein sog. Fibrillen-Splitting, zu erkennen.

Diskussion

Zunächst scheinen Sehnen und Ligamente gleichartig aufgebaut zu sein. Im wesentlichen bestehen sie aus Zellen und der extrazellulären Matrix. Diese wiederum enthält neben Wasser Kollagen – vorwiegend Typ-I-Kollagen und wenig Typ-III-Kollagen – sowie Proteoglykane bzw. Glykosaminoglykane, Elastin und Glykoproteine (z.B. Fibronektin). Trotz der makroskopischen und teilweise auch der lichtoptischen Ähnlichkeit unterscheiden sich jedoch die Patellarsehne und das Kreuzband teils erheblich in ihrer Struktur. Angesichts dieser strukturellen Unterschiede wird es verständlich, daß ein Patellarsehnentransplantat als Kreuzbandersatz einer teifgreifenden strukturellen Transformation unterliegen müßte, wenn es den veränderten funktionellen Anforderungen im Kniebinnenraum längerfristig gerecht werden soll. Das Patellarsehnengewebe unterliegt während der komplexen Einheilungs-vorgänge tatsächlich einer beachtlichen strukturellen und biochemischen Transformation, die initial zu einer erheblichen mechanischen Schwächung des Transplantatgewebes führt. Amiel et al. [2] beschrieben diese Vorgänge als „Ligamentisierung" und stellten fest, daß nach 30 Wochen das Transplantat lichtoptisch einem Ligament gleicht. Die vorliegenden Untersuchungen zeigen dagegen, daß nach 52 und 104 Wochen das Patellarsehnentransplantat makroskopisch einem Ligament gleicht, die lichtoptischen und vor allem die ultrastrukturellen Befunde verdeutlichen jedoch, daß es sich hier nur um ein hoch organisiertes Ersatzgewebe handelt, das die Eigenschaften normaler Kreuzbänder nicht erreichen wird.

Aufgrund der vorliegenden Ergebnisse können bei dem komplexen Einheilungsprozeß eines autogenen Patellarsehnentransplantates ähnlich der Wundheilung verschiedene, fließend ineinander übergehende Phasen unterschieden werden. Die Einteilung orientiert sich am jeweils dominierenden morphologischen Befund.

Die initiale *Nekrose- bzw. Degenerationsphase* ist gekennzeichnet durch den Strukturverlust des primär funktionell avaskulären Transplantatgewebes, der zu einer erheblichen mechanischen Schwächung der Kreuzbandrekonstruktion führt. Die folgende *Revitalisierungsphase* wird durch die Revaskularisierung und die Repopulation des Transplantates mit Zellen bestimmt. Die *Synthesephase* ist *lichtoptisch* durch eine auffällige Zunahme an neuem, partiell längsorientiertem Fasergewebe charakterisiert. Selbstverständlich findet die Synthese der Komponenten der extrazellulären Matrix auch schon früher und noch danach statt. Die längere *Remodelingsphase* zeigt eine zunehmend bessere Längsorientierung (Streßorientierung) des Fasergewebes, das auch z.T. kompakter und gefäßärmer erscheint. Damit ist eine signifikant verbesserte Belastbarkeit des Transplantatgewebes verbunden (s. Beitrag Kasperczyk et al., S. 33ff.). Das Ende dieser Phase kann anhand der Ergebnisse nicht sicher angegeben werden. Die morphologischen Befunde 26 Wochen postoperativ sind einem Ligamentgewebe am ähnlichsten. Die Ein- und Zweijahresergebnisse sprechen jedoch für eine (partielle) Degeneration des Transplantatgewebes.

Die beobachtete Zunahme an dünnen Fibrillen kann einerseits Folge einer vermehrten Synthese von Kollagen Typ III sein. Mechanische Überlastung des geschwächten Transplantatgewebes und rezidivierende Mikrotraumen können andererseits zu einer Typ-III-Kollagen-Synthese im Sinne einer Reparation stimulieren. Ebenso kann es dabei durch Veränderungen der Quervernetzung der Kollagenmoleküle zu einem enzymatisch bedingten Splitting dickerer Kollagenfribrillen in dünnere kommen [7]. Das Fibrillen-Splitting kann auch z.B. durch Veränderungen bei den Proteoglykanen erklärt werden. Deren Interaktionen mit Kollagenfibrillen beeinflussen sowohl das Fibrillenwachstum als auch deren Integrität.

Die unterschiedliche Fibrillengröße, die Zunahme von Typ-III-Kollagen, die Veränderungen bei den Proteoglykanen und die degenerativen Veränderungen selbst sind in ihrer Gesamtheit Ursache veränderter biomechanischer Eigenschaften (s. Beitrag Kasperczyk et al., S. 33ff.). Da die gewonnenen Ergebnisse Ausdruck grundlegender biologischer Vorgänge sind, kann die Kenntnis verschiedener Phasen bei dem komplexen Einheilungsprozeß eines Patellarsehnentransplantates als Grundlage für biologiegerechte Rehabilitationsformen des Kreuzbandersatzes dienen.

Förderung durch die Deutsche Forschungsgemeinschaft Az Oe 88/2-1.

Literatur

1. Alm A, Ekstrom H, Gillquist J (1974) The anterior cruciate ligament. Acta Chir Scand (Suppl) 445:3–49
2. Amiel D, Kleiner JB, Akeson WH (1986) The natural history of the antorior cruciate ligament autograft of patellar tendon origin. Am J Sports Med 14:449–462
3. Arnoczky SP, Tarvin GB, Marshall JL (1982) Anterior cruciate ligament replacement using patellar tendon. J Bone Joint Surg [Am] 64:217–224
4. Bosch U, Kasperczyk W, Marx M, Reinert C, Oestern HJ, Tscherne H (1989) Healing at graft fixation site under functional conditions in posterior cruciate ligament reconstruction. A morphological study in sheep. Arch Orthop Trauma Surg 108:154–158
5. Butler DL, Grood ES, Noyes FR, Olmstead ML, Hohn RB, Arnoczky SP, Siegel MG (1989) Mechanical properties of primate vascularized vs. nonvascularized patellar tendon grafts; changes over time. J Orthop Res 7:68–79
6. Clancy WG, Narechania RG, Rosenberg TZD, Gmeiner JG, Wisnefske DD, Lange TA (1981) Anterior and posterior cruciate ligament reconstruction in rhesus monkeys. J Bone Joint Surg [Am] 63:1270–1284
7. Parry DAD, Craig AS (1984) Growth and development of collagen fibrils in connective tissue. In: Ruggeri A, Motta PM (eds) Ultrastructure of connective tissue matrix. Nijhoff, Boston, pp 34–64

Heilungsphasen nach experimentellem Kreuzbandersatz mittels Patellarsehnentransplantat: Biomechanische Aspekte

W. J. Kasperczyk[1], U. Bosch[1], H. J. Oestern[2] und H. Tscherne[1]

[1] Medizinische Hochschule Hannover, Unfallchirurgische Klinik, Konstanty-Gutschow-Str. 8, W–3000 Hannover 61, Bundesrepublik Deutschland
[2] Allgemeines Krankenhaus Celle, Unfallchirurgische Klinik, Siemensplatz 4, W–3100 Celle, Bundesrepublik Deutschland

Die Integration des freien, autogenen Patellarsehnentransplantates zum Ersatz des hinteren Kreuzbandes führt im Tierexperiment zu einer tiefgreifenden Strukturveränderung des Transplantatgewebes [3]. Die morphologischen Untersuchungen der Heilungsvorgänge machen deutlich, daß es sich bei dem Transplantat 2 Jahre nach der Rekonstruktion weder um eine Sehne noch um ein Ligament handelt. Die Einheilung des Patellarsehnentransplantates kann, ähnlich der Wundheilung, in 4 Phasen unterschieden werden (s. Beitrag Bosch et al., S. 27ff.). Die Phaseneinteilung wird nach morphologischen Gesichtspunkten vorgenommen und orientiert sich am jeweils dominierenden histologischen Befund. Die Stadien gehen fließend ineinander über, dennoch lassen sich Nekrose bzw. Degeneration, Revitalisation, Kollagensynthese und Remodeling voneinander abgrenzen.

Derartige Veränderungen wirken sich zwangsläufig auf die Funktion des Transplantates aus. Die biomechanische Belastbarkeit wandelt sich im zeitlichen Verlauf [5, 6], andererseits kann die Belastung die strukturellen Veränderungen beeinflussen.

Hefte zur Unfallheilkunde, Heft 217
S. Weller / K. Weise (Hrsg.)
© Springer-Verlag Berlin Heidelberg 1991

Die Nachbehandlung nach Kniebandeingriffen ist von entscheidender Bedeutung für den Erfolg der Rekonstruktion. Nur eine adäquate, d.h. biologiegerechte Rehabilitation kann hier erfolgreich sein.

Ziel der vorliegenden Arbeit ist die Darstellung der biomechanischen Belastbarkeit im zeitlichen Verlauf von der Operation bis zu dem Resultat 2 Jahre postoperativ. Die biomechanischen Ergebnisse werden in Anlehnung an die genannten Heilungsphasen dargestellt.

Material und Methode

Das hintere Kreuzband des linken Hinterlaufes wurde an ausgewachsenen (2jährigen) weiblichen Schafen mit einem freien, autogenen Patellarsehnendrittel (Einzelheiten s. Beitrag Bosch et al., S. 27ff.) rekonstruiert. Das rechte Kniegelenk fungierte als nichtoperierte Kontrollseite. An 72 Gelenken (36 operierte, 36 nichtoperierte) wurden die intraartikuläre Transplantatlänge und der Gewebequerschnitt (Mikrometerverfahren) ermittelt und biomechanische Zerreißtests durchgeführt. Die Tests wurden an einer mechanischen Zwick-Universalprüfmaschine vorgenommen (Dehnungsrate 800 mm/min, uniaxiale Belastung der Präparate bei 84°-Kniebeugung). Anhand der Daten des Kraft-Elongations-Diagramms wurden die Materialeigenschaften Höchstspannung und Elastizitätsmodul errechnet und die Daten der benachbarten Zeitpunkte statistisch verglichen (unverbundener t-Test, Signifikanzniveau ($p < 0,005$). Gemessen wurde 0, 8, 16, 26, 52 und 104 Wochen postoperativ, die Fallzahl pro Zeitpunkt betrug $n = 6$.

Ergebnisse

Die Daten der Bandgeometrie sind Tabelle 1 zu entnehmen, die biomechanischen Materialeigenschaften Tabelle 2.

Nach biomechanischen Gesichtspunkten ist die Phase der Nekrose in 2 Abschnitte zu unterteilen: 1. Initium, 2. Manifestation. Initial, d.h. unmittelbar postoperativ, wird die

Tabelle 1. Transplantatlänge und -querschnitt der operierten und nichtoperierten Gelenke ($x \pm s$) zu den verschiedenen Beobachtungszeitpunkten und statistischer Vergleich

| | Versuchszeitpunkte (Wochen nach Operation) | | | | | |
	Null	8	16	26	52	104
Anzahl (n)	6	6	6	6	6	6
Länge (mm):						
Nichtoperiert	$29,5 \pm 1,4$	$30,0 \pm 0,7$	$29,5 \pm 1,1$	$29,5 \pm 1,2$	$29,3 \pm 0,9$	$29,4 \pm 0,7$
Operiert	$45,4 \pm 3,9$	$35,1 \pm 2,7$	$30,2 \pm 1,4$	$29,9 \pm 1,7$	$28,5 \pm 1,3$	$28,2 \pm 0,8$
Statistik*		b	ns	ns	ns	ns
Querschnitt (mm^2)						
Nichtoperiert	$22,4 \pm 1,7$	$24,7 \pm 2,2$	$21,6 \pm 1,7$	$21,4 \pm 1,3$	$23,8 \pm 1,5$	$26,7 \pm 2,0$
Operiert	$17,7 \pm 1,0$	$30,7 \pm 1,7$	$35,5 \pm 1,9$	$39,4 \pm 1,3$	$31,0 \pm 2,2$	$36,2 \pm 2,8$
Statistik*		c	a	ns	b	ns

* Statistischer Vergleich der operierten Gelenke benachbarter Zeitpunkte. Signifkanzniveau: a = 0,005, b = 0,001, c = 0,0005, ns = nicht statistisch signifikant.

Tabelle 2. Relative Höchstspannung und relativer Elastizitätsmodul der operierten Gelenke in Prozent zur nichtoperierten Seite (x ± s) zu den verschiedenen Beobachtungszeitpunkten und statistischer Vergleich

	Versuchszeitpunkte (Wochen nach Operation)					
	Null	8	16	26	52	104
Höchst-spannung	$23,5 \pm 2,8$	$12,8 \pm 1,7$	$22,7 \pm 3,1$	$33,3 \pm 2,9$	$47,7 \pm 4,3$	$60,3 \pm 5,6$
Statistik*		c	c	c	c	ns
Elastizitäts-modul	$88,7 \pm 17,7$	$39,7 \pm 4,6$	$42,3 \pm 4,4$	$39,1 \pm 4,4$	$56,0 \pm 9,4$	$70,5 \pm 7,0$
Statistik*		b	ns	ns	a	ns

* Statistischer Vergleich der operierten Gelenke benachbarter Zeitpunkte. Signifkanzniveau: a = 0,005, b = 0,001, c = 0,0005, ns = nicht statistisch signifikant.

Festigkeit des Systems durch die chirurgische Fixationsfestigkeit bestimmt. Das freie Patellarsehnentransplantat der vorliegenden Studie, transossär durch Femur und Tibia geführt und mittels zweier Mersilenefäden (0/3,5 Metric) unter einer Kleinfragment-spongiosaschraube mit Unterlegscheibe fixiert, hatte eine Zugfestigkeit von 23%. Bei der Testung versagte stets die Fixation, nie das Transplantat selbst. Mit Manifestation bzw. Ausprägung der Nekrosevorgänge erreicht das Transplantat sein Belastungsminimum. Zum Zeitpunkt der 1. postoperativen Testung jenseits des Zeitpunktes 0, also 8 Wochen postoperativ, waren auch schon erste reparative Prozesse darstellbar. Die ermittelten Minimalwerte des gesamten Versuchszeitraumes zeigten eine Spannungsverminderung auf 13%, das Elastizitätsmodul betrug 40%.

In der Revitalisierungsphase stehen eindeutig Revaskularisation und Fibroblasteneinstrom im Vordergrund. Die knöchernen Fußpunkte des Transplantates waren bereits fest eingeheilt, was stets zum Versagen des intraartikulären Transplantatanteiles bei der Testung führte. Biomechanisch ist diese Phase nach 16 Wochen durch eine signifikante Zunahme der Zugfestigkeit auf 23% bei nahezu gleichbleibendem E-Modul charakterisiert.

Die Kollagensynthese ist lichtmikroskopisch bestimmt durch einen signifikanten Einstieg des Kollagenfasergewebes, jedoch nur zögernder Längsorientierung der Faserbündel. Makroskopisch erreicht das Transplantat mit 185% sein Querschnittsmaximum. Diese Phänomene manifestieren sich biomechanisch nach 26 Wochen in einer weiteren signifikanten Zunahme der Höchstspannung auf jetzt 33%. Hingegen bleibt der Elastizitätsmodul unverändert.

In der Phase 4, der Remodelingphase, kommt es zur zunehmenden Längsorientierung der Kollagenfaserbündel. Dies ist ein kontinuierlicher Prozeß, der, wie schon aufgeführt, bereits in der 16. Woche beginnt und dann im Zeitraum von der 26. zur 53. Woche eine signifikante Verbesserung aller Materialeigenschaften zur Folge hat. Die Höchstspannung verbessert sich um 14 auf 56% der nichtoperierten Seite, der Elastizitätsmodul um 17 auf 56% der Kontrollseite.

Die späte Remodelingphase, d.h. der Zeitraum von der 52. bis zur 104. Woche postoperativ ist einserseits durch eine biomechanisch darstellbare weitere Strukturverbesserung des

Transplantates charakterisiert, andererseits sind vermehrt Degenerationsphänomene sichtbar. Die Verbesserung zeigt sich biomechanisch in einer Zunahme der Höchstspannung, die jedoch wegen der hohen Standardabweichung in dieser Gruppe nicht signifikant ausfällt. Hinweise auf die morphologisch beeindruckenden Degeneration aus biomechanischer Sicht sind die Querschnittsvermehrung und eine Zunahme der Steifigkeit. Welchen Anteil die Komponenten Strukturverbesserung und Degeneration am Anstieg des Elestizitätsmoduls im einzelnen haben, ist mit biomechanischen Mitteln nicht zu sagen, die Tests erfassen nur das Produkt der verschiedenen Vorgänge.

Rupturmodus

Bei der uniaxialen Belastung der Präparate bis zur Ruptur rissen unmittelbar postoperativ (Zeitpunkt 0) die Mersilenefäden. Bei den Testungen 8, 16, 26, 52 und 104 Wochen postoperativ rupturierte stets der intraartikuläre Transplantatanteil. Die Rupturen waren lokalisiert: zu 70% im mittleren Anteil, zu 20% nahe der tibialen und zu 10% nahe der femoralen Insertion.

Diskussion

Nur das Patellarsehnentransplantat besitzt als autogenes Gewebe biomechanische Eigenschaften, die den Kreuzbändern nahe kommen [7]. Während des komplexen Einheilungsprozesses unterliegt es einer beachtlichen strukturellen Transformation. Eine „Ligamentisierung", wie sie Amiel et al. [1] nach 30 Wochen Beobachtung beschrieben, findet nicht statt. Die eigenen experimentellen morphologischen und biomechanischen Untersuchungen zeigen, daß selbst nach zweijähriger Beobachtungsdauer das Transplantatgewebe weit von den Eigenschaften eines normalen Kreuzbandes entfernt ist.

Die Kenntnis der Heilungsvorgänge ist die Grundvoraussetzung für eine adäquate Nachbehandlung. Die frühe Rehabilitation verhindert Immobilisationsschäden an Knorpel und periartikulären Weichteilen. Eine kontrollierte funktionelle Belastung soll die Bandheilung stimulieren und dirigieren. Andererseits muß eine Überlastung des heilenden Gewebes vermieden werden.

Die Heilungsphasen Nekrose, Revitalisierung, Kollagensynthese und Remodeling sind durch die dominierenden morphologischen Zustandsbilder charakterisiert. Die Phasenübergänge sind fließend, gleichwohl lassen sich spezifische biomechanische Belastbarkeitsberichte korrelieren. Die chirurgische Belastbarkeit der Kreuzbandrekonstruktion wird durch die Festigkeit des gewählten Ersatzgewebes, die Isometrie der Transplantatposition und die Art und Technik der Fixation bestimmt. Mit Manifestation der ischämischen Nekrose und bei bekannter kurzfristiger Einheilung der knöchernen Transplantatfußpunkte [4] bestimmt schon nach kurzer Zeit der intraartikuläre Transplantatanteil die Festigkeit des gesamten Systems. In der Nekrosephase erreicht das Transplantat sein Belastungsminimum. Die Revitalisierungsvorgänge zeigen sich makroskopisch in einer erheblichen Zunahme des Transplantatquerschnittes, der nicht nur Ausdruck eines Wundödemes sein kann. Die reparative Fibroblastenproliferation und die spärlich neu gebildeten Fasern, noch ohne Längsorientierung, führen zu einer leichten Zunahme der Zugfestigkeit auf 23% der Kontrollseite. Der Elastizitätsmodul, der die Fähigkeit des Gewebes anzeigt, Krafteinwirkungen

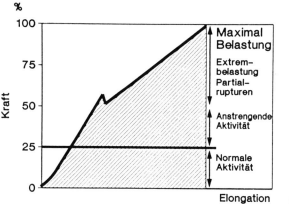

Abb. 1

zu widerstehen, bleibt unverändert. Während der nun folgenden Kollagensynthese zeigt sich das gleiche Phänomen. Die Zugfestigkeit beträgt nun 33%. Der Gewebequerschnitt erreicht sein Maximum. Erst mit fortschreitender Längsorientierung der Kollagenfaserbündel, d.h. Ausrichtung der Faserbündel entlang der Belastungsachse (Remodeling), kommt es zu einer signifikanten Zunahme des E-Moduls auf 56%. Die Höchstspannung beträgt 48%. Nach einem Jahr hat das Transplantat die Materialeigenschaften eines normalen Kreuzbandes ungefähr zur Hälfte erreicht. Im Verlaufe des 2. Jahres zeigt der Zuwachs an Höchstspannung eine weitere Verbesserung an. Morphologisch imponieren jedoch zunehmende Degenerationen. Ursachen der chondroiden Metaplasien, die auch als Ischämiefolge auftreten können, sowie der Desintegration der Fibrillen könnten normale Alterungserscheinungen sein, die dem gewählten Tiermodell eigen sind. Andererseits könnten die Degenerationen durch eine andauernde Überlastung des Transplantatgewebes verursacht werden. Das Ersatzgewebe, das nicht die Eigenschaften eines normalen Kreuzbandes hat, degeneriert als Folge des Mißverhältnisses zwischen Belastbarkeit und Belastung.

Noyes et al. [7] stellen 1984 biomechanische Sicherheitsbereiche der Ligamentbelastung vor (Abb. 1). Danach belasten die normalen täglichen Aktivitäten ein Kreuzband mit ca. 25% der Maximalbelastbarkeit. Auch anstrengende Aktivitäten können ein Ligament nur zu 50% auslasten. Erst Extrembelastungen führen zu Partialrupturen und schließlich zum Bandversagen. Es muß jedoch darauf hingewiesen werden, daß neben der Bandruptur auch andere Versagensmechanismen von Bedeutung sind. Hier ist der Ermüdungsbruch infolge zyklischer, inadäquater Belastungen zu nennen, ebenso die Überdehnung eines Bandes wegen Überschreiten der Elastizitätsgrenze.

In der vorliegenden Studie werden die experimentellen Ergebnisse am Schaf vorgestellt, wobei die Veränderungen am hinteren Kreuzband untersucht wurden. Diese Aspekte müssen bei der Interpretation der Daten berücksichtigt werden. Dennoch sind wir der Auffassung, daß die Heilungsvorgänge bei Mensch und Schaf prinzipiell gleichartig verlaufen. Unbekannt ist jedoch, mit welchem Zeitfaktor die experimentellen Ergebnisse im Hinblick auf eine Übertragung auf menschliche Verhältnisse verrechnet werden müssen. Prinzipiell sind die Heilungsvorgänge bei vorderem wie hinterem Kreuzband wohl vergleichbar, da das (intraartikuläre) Milieu wie auch die Blutversorgung [2] gleichartig sind. Allerdings ist das hintere Kreuzband während der Heilung einer vermehrten Belastung durch die spontane hintere Schublade ausgesetzt.

Förderung durch die Deutsche Forschungsgemeinschaft, Az Oe 88/2-1.

Literatur

1. Amiel D, Kleiner JB, Akeson WH (1986) The natural history of the anterior cruciate ligament autograft of patellar tendon origin. Am J Sports Med 14:449–462
2. Arnoczky SP (1987) The anterior cruciate deficient knee. St. Louis, Mosby, pp 27–54
3. Bosch U, Decker B, Kasperczyk W, Oestern HJ, Tscherne H (1989) Biological aspects of long-term failure of autografts after cruciate ligament replacement. Arch Orthop Trauma Surg 108:368–372
4. Bosch U, Kasperczyk W, Marx M, Reinert C, Oestern HJ, Tscherne H (1989) Healing at graft fixation site under functional conditions in posterior cruciate ligament reconstruction. Arch Orthop Trauma Surg 108:154–158
5. Kasperczyk WJ, Bosch U, Oestern HJ, Tscherne H (1989) Replacement of the posterior cruciate ligament with a free patellar tendon graft under immediate rehabilitation conditions. Am J Sports Med 17:699–700
6. Kasperczyk WJ, Bosch U, Geisler A, Cordes H, Oestern HJ, Tscherne H (1989) The early stability of posterior cruciate ligament replacement with a free patellar tendon graft under immediate rehabilitation conditions. Trans Orthop Res Soc 14:301
7. Noyes FR, Butler DL, Grood ES, Zernicke RF, Hefzy MS (1984) Biomechanical analysis of human ligament grafts used in knee ligament repair and reconstruction. J Bone Joint Surg [Am] 66:34–355

III. Funktionelle Belastbarkeit von Bandnähten und Ersatzplastiken am Kniegelenk

Die funktionelle Belastbarkeit des Kniegelenks nach Band-Kapsel-Nähten

T. Tiling, B. Ure und D. Rixen

2. Chirurgischer Lehrstuhl der Universität Köln, Ostmerheimer Str. 200, W–5000 Köln 91, Bundesrepublik Deutschland

Ob eine frische ligamentäre Ruptur des Bandapparates des Kniegelenks operativ oder konservativ behandelt und ob bei einem operativen Vorgehen die ligamentäre Kreuzbandruptur rekonstruiert oder primär durch eine Ersatzplastik versorgt werden soll, wird in der Literatur kontrovers diskutiert. Wir befürworten eine primäre Rekonstruktion, da die Stabilitätsergebnisse beider Verfahren identisch sind und beide Versager aufweisen, so daß nach mißlungener Rekonstruktion die sekundäre Ersatzplastik des vorderen Kreuzbandes mit dem Lig. patellae desselben Knies als Zweiteingriff noch möglich ist [22, 23]. Wir werden uns hier auf die Frage beschränken, welche experimentellen Grundlagen und klinischen Ergebnisse eine primäre, funktionelle Behandlung nach einer Bandrekonstruktion des Innen- und vorderen Kreuzbandes in den ersten 6 Wochen der frühen Heilungsphase [18] möglich und sinnvoll erscheinen lassen.

Immobilisation

Nach Lorenz Böhler „heißt Funktion Gebrauchsfähigkeit. Funktionelle Behandlung ist also eine Behandlung, welche die Gebrauchsfähigkeit möglichst rasch wiederherstellt" [3].

Die Folgen einer Immobilisation im Experiment mit nachfolgender Mobilisation sind seit den grundlegenden Arbeiten von Evans et al. [8] bekannt und wurden am Menschen durch Enneking u. Horowitz [7] bestätigt. Alle Gelenkrekonstruktionen wiesen einen irreversiblen Schaden auf, wenn die Immobilisation länger als 30 Tage andauerte. Diese Schäden spielen sich am Knochen, am Gelenkknorpel, der Synovialmembran und den Bandkapselstrukturen sowie der Muskulatur ab (Tabelle 1). Ätiologisch entscheidend ist die Muskelverkürzung mit erhöhtem Knorpelanpreßdruck und synovialer Proliferation, wobei Häggmark et al. [11] am Menschen zeigen konnten, daß es zu Verschiebungen im prozentualen Anteil der einzelnen Muskelfasertypen kommt.

Hefte zur Unfallheilkunde, Heft 217
K. Weise / S. Weller (Hrsg.)
© Springer-Verlag Berlin Heidelberg 1991

40

Tabelle 1. Folgen der Immobilisation im Experiment. (Nach [8])

Muskelatrophie und -verkürzung
Proliferation des subsynovialen Kapselgewebes infrapatellär und interkondylär
Synoviale Verlötung
Synovialer Kapselpannus
Knorpelverdünnung
Knorpelerosionen
Knorpeldegeneration
Osteoporose (Atrophie, Resorption)
Kapselkontraktur

Tabelle 2. Prozentuale Reißfestigkeit resorbierbarer Nähte in Abhängigkeit von der Zeit. (Angaben der Fa. Ethicon)

Tag	Vicryl 2–0	PDS 2–0
0	100%	100%
7	86%	98%
14	61%	91%
21	34%	–
28	4%	75%
42	–	63%
56	–	36%

Damit ergibt sich die Frage, welches die Voraussetzungen für die Möglichkeit einer frühfunktionellen Behandlung sind. Dazu werden die Detailfragen in der Literatur analysiert: der Zeitpunkt der Rekonstruktion, die Wahl des Nahtmaterials, die Frage der Augmentation, der Isoanatomometrie, der mechanischen Belastbarkeit von Bandnähten und der Einfluß einer funktionellen Behandlung auf die Bandheilung und Festigkeit, der Nutzen einer kontinuierlichen passiven Bewegung und nicht zuletzt die Frage nach Ergebnissen klinischer Studien.

Nahtmaterial

Als Nahtmaterial kommen resorbierbare und nichtresorbierbare Materialien zur Anwendung. Aufgrund des schnellen Verlustes der Reißfestigkeit von Vicryl und Dexon erscheint die Verwendung von PDS oder nicht resorbierbarer Nahtmaterialien vorteilhaft zu sein (Tabelle 2). Der Nachteil von PDS besteht jedoch darin, daß eine nur geringe Verletzung der oberflächlichen Nahtstruktur zu einem erheblichen Verlust der Reißfestigkeit führt. Es ist deshalb unter der Operation darauf zu achten, daß der Faden nicht mit Instrumenten gequetscht und beim Durchzug durch die Knochenkanäle verletzt wird. Als Nahttechnik empfiehlt sich die modifizierte Kessler-Naht, da sie den besten Kompromiß zwischen Ausreißfestigkeit und Erzeugung einer Durchblutungsstörung im Bandstumpf bedeutet. Die Zugbelastbarkeit einer Naht stellt jedoch den Schwachpunkt in der Möglichkeit einer frühfunktionellen Rehabilitation dar, da die Zugbelastbarkeit einer End-zu-End-Naht nur etwa 20 N beträgt [6].

Entscheidend für den Erfolg einer Bandnaht scheint auch der Zeitpunkt der Operation zu sein. Nach Untersuchungen von Lies et al. [12] ließ sich experimentell in Abhängigkeit von der Zeit zwischen Setzen der Läsion und Nahtversorgung eine zunehmende Dehiszenz der Bandstümpfe durch Verkürzung nachweisen, so daß die Forderung einer möglichst sofortigen Bandrekonstruktion sinnvoll erscheint.

Die alleinige Naht der interligamentären Ruptur des vorderen Kreuzbandes ist nicht erfolgversprechend [22]. Deshalb ist eine Augmentation mit autologem Material, z.B. der Semitendinosussehne, mit PDS-Kordel oder synthetischem Material erforderlich, wenn nicht der primären Ersatzplastik der Vorzug gegeben wird. Durch die Verwendung von autologem Sehnenmaterial kann zwar eine hohe primäre Belastbarkeit erreicht werden, es kommt jedoch im Rahmen der Degeneration des Sehnenmaterials zu einem Spannungsverlust. PDS-Bänder weisen den Nachteil einer primären hohen Materialdehnung und einen Verlust der Reißfestigkeit nach 6 Wochen von 42% auf, nach 12 Wochen findet sich eine nahezu vollständige Auflösung mit einer verbliebenen Reißfestigkeit von 2% [19]. Der Nachteil bei Verwendung von nichtresorbierbarem, synthetischem Augmentationsmaterial besteht in einer Fremdkörpersynovialitis und einer möglichen Streßprotektion und damit ausbleibenden Ligamentisation des genähten Kreuzbandes.

Für das Ausmaß der funktionellen Behandlung und Belastung ist weiter die Änderung der Reißfestigkeit im Rahmen der Bandheilung entscheidend. Nach Paulos et al. [18] beträgt die Reißfestigkeit der vorderen Kreuzbandersatzplastik 12 Wochen postoperativ weniger als 50%. Die Reißfestigkeit von Nähten mit und ohne Augmentation im Rahmen der Bandheilung ist experimentell nicht geprüft.

Mechanische Untersuchungen

Nach Vuilleumier „müssen die Gesetze der Anatomometrie und der Gelenkkinematik während der operativen Rekonstruktion bis ins Detail respektiert werden, damit eine funktionelle Behandlung frühestmöglich begonnen werden kann" [26]. Nach Odensten u. Gillquist [17] kommt es experimentell zu keiner Längenänderung zwischen 0 und 135° unter der Verwendung von Bandersatzteilen eines Durchmessers von 1 mm. Dies bedeutet, daß die einzelnen Kreuzbandanteile entsprechend ihrer Anatomie refixiert werden müssen, um bei funktioneller Behandlung keine Ausrisse des Nahtmaterials aus den Bandstümpfen zu bekommen. Das Augmentationsmaterial muß ebenfalls möglichst isoanatometrisch eingezogen werden und sollte möglichst dünn sein, da bei Verwendung von 6 mm starkem Bandersatz eine Längenänderung des vorderen Kreuzbandes von im Mittel 5,6 mm auftritt und damit keine ausreichende Spannung besteht [21].

Aufgrund experimenteller Untersuchungen am Leichenknie besteht eine spannungsfreie Bewegung für das Innenband zwischen 15 und 100°. Eine Nahtdehiszenz trat zwischen 20 und 60° nicht auf [4]. Nach Untersuchungen von Paulos et al. [18] trat ebenfalls eine Kraftbelastung des vorderen Kreuzbandes bei aktiver Streckung der Quadrizepsmuskulatur aus 90°-Beugung zwischen 90 und 30° nicht auf. Damit scheint eine funktionelle Behandlung des frisch genähten und augmentierten Kreuzbandes zwischen 20 und 90°-Beugung weitgehend möglich zu sein. Ungeklärt ist, ob durch eine Augmentation die passive Extension bis 0° die Kreuzbandnaht ausreichend schützt. Intraoperativ konnten wir bei anatomischen Refixationen von proximalen Kreuzbandrupturen und bei der Semitendinosusaugmentation nach der passiven Durchbewegung zwischen 0 und 90° keine Dehiszenz und Auslockerung der Kreuzbandrekonstruktion feststellen.

Mechanik der Bandheilung

Der Einfluß der Frühmobilisation auf die Reißfestigkeit des Innenbandes ist experimentell gut untersucht. Eine Immobilisation führt am Innenband des Kaninchens nach 4 Wochen zu einer 40%igen Minderung der Reißfestigkeit [27]. Je länger die Immobilisation andauert, desto größer ist der Verlust der Reißfestigkeit [10, 28]. Goldstein u. Barmada [9] konnten als erste nachweisen, daß die funktionell behandelte Innenbandverletzung des Kaninchens eine höhere Stabilität aufwies als immobilisierte Innenbandverletzungen. Die Reißfestigkeit des mobilisierten Kanincheninnenbandes ist gegenüber dem immobilisierten nach Durchtrennung 2 Wochen später doppelt so hoch [5]. Eine Intensivierung der Rehabilitation führt experimentell am Innenband zu einer höheren Reißfestigkeit [24, 25]. Ausdruck dieser erhöhten Stabilität ist mikroskopisch nach 3 und 6 Wochen unter Mobilisation auch der Nachweis einer besseren Anordnung der Kollagenstruktur, wobei diese nach 2 Wochen histologisch noch nicht nachweisbar war [14]. Damit erscheint experimentell ausreichend belegt zu sein, daß eine funktionelle Nachbehandlung nach einer Innenbandruptur zu einer besseren Stabilität des Innenbandes führt. Nach Untersuchungen von Gomez et al. [10] weist das genähte Innenband im Experiment nach 6 Wochen unter funktioneller Behandlung eine höhere Reißfestigkeit auf als konservativ und funktionell behandelte Innenbandrupturen.

Experimentelle Untersuchungen zur Stabilität des heilenden Kreuzbandes unter verschiedenen Behandlungsregimen fehlen weitgehend. Es findet sich lediglich eine Untersuchung von Noyes et al. [15], die an Rhesusaffen keinen Unterschied der Reißfestigkeit des Kreuzbandes 8 Wochen nach Immobilisation oder funktioneller Behandlung finden konnten.

Die Wertigkeit einer kontinuierlichen passiven Bewegung (CPM) für eine schnellere Ligamentheilung mit höherer Reißfestigkeit, dichterem Sehnenkallus und einer besseren Kollagenausrichtung konnte durch die grundlegenden Arbeiten von Salter u. Bell [20] nachgewiesen werden (Tabelle 3). Noyes et al. [16] untersuchten dann die Frage, zu welchem Zeitpunkt CPM eingesetzt werden sollte. Sie fanden im Rahmen einer prospektiven, kontrollierten klinischen Studie nach Rekonstruktion des vorderen Kreuzbandes keinen Unterschied bezüglich Schwellung, Beweglichkeit und Stabilität am Menschen, wenn CPM am 2. oder am 7. postoperativen Tag eingesetzt wurde.

Klinische Studien

Ergebnisse von Studien nach unterschiedlichen Regimen einer frühmobilisierenden und funktionellen Behandlung beim Menschen sind in großer Zahl publiziert worden. Kontrollierte Studien sind jedoch die Ausnahme. Ballmer u. Jacob [3] fanden keinen

Tabelle 3. Effekt von Continuous Passiv Motion (CPM) nach Salter u. Bell [19]
Schnellere Ligamentheilung
Höhere Reißfestigkeit
Dichterer Sehnenkallus
Bessere Kollagenausrichtung

Tabelle 4. Konzept einer frühfunktionellen Behandlung nach Rekonstruktion des vorderen Kreuzbandes in der frühen Heilungsphase
Adäquate Naht (PDS oder nichtresorbierbar, Kessler)
Augmentation
Isoanatomometrie
Intraoperative Durchbewegung (0/90°)
CPM 4–6 Wochen 0/90° (20/90°)
Aktiv assistierte Flexion-Extension 90/30°
Keine Knierotation
Muskelstimulation
Kryotherapie
Antiphlogistika

Stabilitätsunterschied bei funktioneller und immobilisierender Therapie bei der konservativen Behandlung der drittgradigen Innenbandruptur. Sie konnten aber für die funktionell behandelte Gruppe bezüglich des Behandlungszeitraums einen Vorteil mit einer 30% kürzeren Arbeitsunfähigkeit nachweisen. Im Rahmen einer historischen Vergleichsuntersuchung fanden Lobenhoffer et al. [13] keinen Unterschied bezüglich der Stabilität nach Rekonstruktion des vorderen Kreuzbandes zwischen Immobilisation und funktioneller Nachbehandlung. Der Vorteil der funktionellen Behandlung bestand aber in einem geringeren Streckdefizit und einer früheren Sportfähigkeit. In einer kontrollierten Studie konnten Andersson u. Liscomp [1] nachweisen, daß funktionelle nachbehandelte, operierte Rupturen des vorderen Kreuzbandes ein besseres Ergebnis bezüglich der Funktion aufwiesen als in Extension immobilisierte Kniegelenke, wobei letztere gelegentlich mobilisiert werden mußten. Der frühzeitige Einsatz einer Muskelelektrostimulation verringerte den Kraftverlust, aber nicht die Muskelatrophie, und verringerte die Häufigkeit femoropatellärer Krepitationen. Nach 18 Monaten ergab sich sonst aber kein Unterschied, insbesondere auch nicht für die Stabilität (Tabelle 4).

Schlußfolgerung

Eine funktionelle Behandlung nach operativer Rekonstruktion des Innenbandes und des vorderen Kreuzbandes ist möglich. Durch die funktionelle Behandlung kann zeitlich eher eine höhere Reißfestigkeit erreicht werden. Das endgültige Stabilitätsergebnis ist jedoch unabhängig von einer immobilisierenden oder funktionellen Nachbehandlung. Im Endergebnis führt die funktionelle Behandlung jedoch zu frühzeitiger und verbesserter Funktion, früherer Sport- und Arbeitsfähigkeit mit einer Verminderung der Qualen im Rahmen der Rehabilitation sowohl für den Patienten als auch den Krankengymnasten bzw. Physiotherapeuten.

Aufgrund experimenteller und klinischer Untersuchungen erscheint das folgende Konzept für die frühfunktionelle Behandlung nach Rekonstruktionen begründet zu sein (Tabelle 4). Bandstümpfe sollten mit PDS oder nichtresorbierbaren Nähten in Kessler-Technik refixiert werden. Eine Augmentation ist für die interligamentäre Ruptur des vorderen Kreuzbandes erforderlich. Die Isoanatomometrie muß bei der Rekonstruktion im Detail berücksichtigt werden. Intraoperativ ist die funktionelle Belastbarkeit durch Durchbewegung zu überprüfen. Im Anschluß an die Operation sollte eine kontinuierliche passive Bewegung (CPM) bis 90° durchgeführt werden. Ob eine primäre 0°-Streckung oder langsam zunehmende Streckung von 20- auf 0°-Streckdefizit unter CPM erfolgen soll, ist nicht ausreichend geprüft. Das Kniegelenk bei intaktem hinteren Kreuzband kann aus der Streckung aktiv gebeugt werden.

Eine aktiv assistierte Flexion-Extension zwischen 90 und 30° kann durchgeführt werden, wobei Knierotation ausgeschaltet werden muß. Der frühzeitige Einsatz der Muskelstimulation verringert den Kraftverlust und möglicherweise chondropathische Beschwerden.

Litetur

1. Anderson HF, Lipscomb AB (1989) Analysis of rehabilitation techniques after anterior cruciate reconstruction. Am J Sports Med 17:154–160
2. Ballmer PM, Jakob RP (1988) The nonoperative treatment of isolated complete tears of the medial collateral ligament of the knee. Arch Orthop Trauma Surg 107:273–276
3. Böhler L (1932) Die Technik der Knochenbruchbehandlung. Maudrich, Wien
4. Burri C, Pässler H, Radde J (1973) Experimentelle Grundlagen zur funktionellen Behandlung nach Bandnaht und -plastik am Kniegelenk. Z Orthop 111:378–379
5. Dahners LE, Torke M;D, Gilbwert JA, Lester GE (1989) The effect of motion on collagen synthesis, DNA synthesis and fiber orientation during ligament healing. Orthop Res Soc 14:299
6. Dihl K, El-Ahmad M, Franze K (1987) Kapselbandchirurgie des Kniegelenks mit resorbierbaren Materialien. Z Orthop 125:467–472
7. Enneking WF, Horowitz M (1972) The intra-articular effects of immobilisation on the human knee. J Bone Joint Surg [Am] 54:973–985
8. Evans EB, Eggers GWN, Butler JK, Blume J (1960) Experimental immobilization and remobilization of rat knee joints. J Bone Joint Surg [Am] 42:737–758
9. Goldstein WM, Barmada R (1984) Early mobilization of rabbit medial collateral ligament repairs: biomechanic and histologic study. Arch Phys Med Rehabil 65:239–242
10. Gomez MA, Woo SL-Y, Inone M, Amiel D, Harwood FL, Kitabayashi L (1989) Medial collateral ligament healing subsequent to different treatment regimes. J Appl Physiol 66:245–252
11. Häggmark T, Eriksson E, Jansson E (1986) Muscle fiber type changes in human skeletal muscle after injuries and immobilization. Orthopedics 9:181–185
12. Lies A, Jablosnki H, Bär H-F, Muhr G (1989) Bedeutung des Versorgungszeitpunktes nach Bandverletzungen. H Unfallheilkd 207:273
13. Lobenhoffer P, Blauth M, Tscherne H (1988) Resorbierbare Augmentationsplastik und funktionelle Nachbehandlung bei frischer vorderer Kreuzbandruptur. Z Ortho 126:296–299
14. MacFarlane BJ, Edwards P, Frank CP, Rangayyan R, Lin ZQ (1989) Quantification of collagen remodeling in healing nonimmobilized and immobilized ligaments. Orthop Res Soc 14:300
15. Noyes FR, Torvik PJ, Hyck WB, DeLucas JL (1974) Biomechanics of ligament failure. J Bone Joint Surg [Am] 56:1406–1418
16. Noyes FR, Mangine RE, Barber S (1987) Early knee motion after open and arthroscopic anterior cruciate ligament reconstruction. Am J Sports Med 15:149–160
17. Odensten M, Gillquist J (1985) Functional anatomy of anterior cruciate ligament and a rationale for reconstruction. J Bone Joint Surg [Am] 67:257
18. Paulos L, Moyes FR, Grood E, Butler DL (1981) Knee rehabilitation after anterior cruciate ligament reconstruction and repair. Am J Sports Med 9:140–149
19. Rehm KE, Schultheis KH (1985) Bandersatz und Polydioxanon (PDS). Unfallchirurgie 11:264–273
20. Salter RB, Bell RS (1981) The effect of continuous passive motion on the healing of partial thickness alcerations of the patellar tendon in the rabbit. Orthop Trans 5:209

21. Schutzen SF, Christen S, Jakob RP (1989) Further observations on the isometricity of the anterior cruciate ligament. Clin Orthop 242:247–255
22. Tiling T, Schmid A, Edelmann M, Stadelmayer B (1987a) Therapie der ligamentären vorderen Kreuzbandruptur-Nachuntersuchungsergebnisse in Abhängigkeit von der Rißlokalisation und Versorgung. H Unfallhlkd 189:1098–1105
23. Tiling T, Schmid A, Edelman M, Stadelmayer B (1987b) Nachuntersuchungsergebnisse der freien und festkörpergestielten Kreuzbandersatzplastiken. H Unfallheilkd 189:955–960
24. Tipton CM, Yames SL, Merguer KW, Tcheng T-K (1970) Influence of exercise on strength of medial collateral knee ligaments of dogs. Am J Physiol 218:894–902
25. Vailas AC, Tipton M, Matthes RD et al. (1981) Physical activity and its influence on the repari process of medial collateral ligaments. Connect Tissue Res 9:25–31
26. Vuilleumier B, Müller We (1989) Operative Verfahren der frischen vorderen Kreuzbandruptur. Symposium Kreuzbandverletzungen des Sportlers, Köln 1.–2.9.1989
27. Walsh S, Frank C, Chimich D, Lam T, Hart D (1989) Immobilization inhibits biomechanical maturation of growing ligaments. Orthop Res Soc 14:253
28. Woo SL-Y, Masahiro J, McGurk-Murleson E, Gomez MA (1987) Treatment of the medial collateral ligament injury. Am J Sports Med 15:22–29

Biomechanische Untersuchungen zur funktionellen Belastbarkeit ligamentärer Esatzplastiken am Kniegelenk

L. Claes, H. Kiefer und L. Dürselen

Abteilung für Unfallchirurgische Forschung und Biomechanik, Universität Ulm, Helmholtzstr. 14, W–7900 Ulm, Bundesrepublik Deutschland

Die möglichst frühzeitige Mobilisierung und Belastung von Kniegelenken nach Bandoperationen ist ein heute allgemein angestrebtes Ziel. Dabei dürfen jedoch der Operationserfolg wie auch die langfristige Funktion des Bandersatzes nicht gefährdet werden. Die Belastbarkeit eines Bandersatzes hängt von einer Vielzahl von Faktoren ab, die den Bereichen Operationstechnik, Eigenschaften der Bandersatzmaterialien und den biologischen Einflüssen im Gelenk zugeordnet werden können. Da in vivo keine Informationen über die Belastung des Bandersatzes zu erhalten sind, besteht nur die Möglichkeit, durch biomechanische In-vitro-Messungen und tierexperimentelle Untersuchungen Erkenntnisse zu erhalten. Da das angestrebte Ziel ein möglichst guter Ersatz der biomechanischen Funktionen der natürlichen Bänder ist, ist die Kenntnis der Belastungen des natürlichen Bandapparates eine Voraussetzung für die Entwicklung und Beurteilung eines künstlichen Bandersatzes.

Beanspruchung und Belastbarkeit des natürlichen Bandapparates

Da eine direkte Kraftmessung an den Bändern nicht möglich ist, werden bei unseren Untersuchungen die Bänderdehnungen gemessen [10] und aufgrund von Zugkraft-Dehnungs-Versuchen an den Bändern die Kräfte berechnet, die diesen Dehnungen zuzuordnen sind.

Hefte zur Unfallheilkunde, Heft 217
K. Weise / S. Weller (Hrsg.)
© Springer-Verlag Berlin Heidelberg 1991

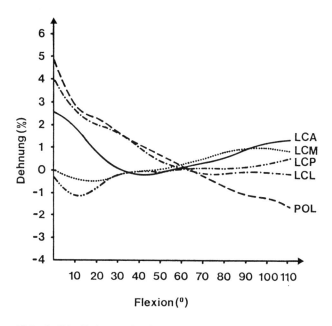

Abb. 1. Die Dehnung der Kniegelenkbänder bei einer passiven Flexionsbewegung zwischen 0° (Extension) und 110° Beugung. *LCA* vorderes Kreuzband, *LCM* mediales Seitenband, *LCP* hinteres Kreuzband, *LCL* laterales Seitenband, *POL* hinteres Schrägband

Bei passiver Flexionsbewegung des Kniegelenkes treten an den Kniegelenkbändern nur geringfügige Dehnungen auf. Die größten Werte werden bei voller Extension an den dorsalen Anteilen des medialen Seitenbandes bzw. an dem darunterliegenden hinteren Schrägband mit im Mittel 5% Dehnung beobachtet (Abb. 1). Ähnlich sind die Werte im lateralen Kollateralband, während im anteromedialen Bündel des vorderen Kreuzbandes (LCA) im Mittel 2,6% erreicht werden. Mit zunehmendem Flexionswinkel nehmen die Dehnungen in diesen 3 Bandanteilen ab. Das posteromediale Bündel des hinteren Kreuzbandes und der vordere Teil des medialen Seitenbandes weisen über dem gesamten Flexionsbereich nur geringfügige Dehnungen im Bereich von 1–2% auf.

Diese Ergebnisse stehen in Übereinstimmung mit den Messungen von Arms et al. [1], Rendström et al. [28], Hertel et al. [18] und Dorlot et al. [14].

Diskrepanzen bestehen nach wie vor über das Verhalten des dorsalen Bündels des LCA. Mit den direkten Dehnungsmeßverfahren ist dieses nicht erreichbar, und die Abstandsmeßverfahren führten zu widersprüchlichen Ergebnissen [15, 17, 22, 23, 35].

Das mediale Seitenband weist im vorderen und hinteren Anteil vollkommen verschiedenes Verhalten auf. Während eine Flexion den dorsalen Bandanteil entlastet, führt sie im ventralen Anteil zu einer Zunahme der Dehnungen. Diese Beobachtungen stimmen prinzipiell mit den Ergebnissen von Hertel et al. [18] und Arms et al. [2, 3] überein und deuten auf die Bedeutung der Insertionspunkte für den medialen Bandersatz hin.

Von der Vielzahl äußerer Belastungen führen am LCA Valgusstreß sowie die Kombination von Varusstreß und Innenrotation zu erheblichen Beanspruchungen. Beim medialen Seitenband sind Valgusstreß und Außenrotation die kritischsten Belastungen.

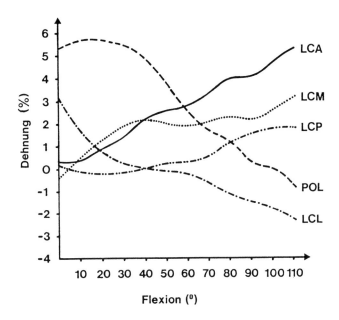

Abb. 2. Die Dehnung der Kniegelenkbänder unter Flexion (0–110°) und gleichzeitiger Einwirkung von Valgusstreß (1 Nm) und Innenrotation (1 Nm). *LCA* vorderes Kreuzband, *LCM* mediales Seitenband, *LCP* hinteres Kreuzband, *LCL* laterales Seitenband, *POL* hinteres Schrägband

Äußere Momente (Varus, Valgus, Rotation) von 1 Nm führten an den Bändern zu Anstiegen der Dehnungswerte, v.a. in Beugung des Kniegelenkes, auf Werte um 6% (Abb. 2), die jedoch nur in Ausnahmen Werte von 9% erreichten.

Um den Zusammenhang zwischen Bänderdehnungen und Bandbeanspruchung zu ermitteln, werden die Bänder nach Abschluß der Dehnungsmessungen in einem Zugversuch bis zum Zerreißen gedehnt. Dabei ergeben sich charakteristische Zugkraft-Dehnungs-Kurven (Abb. 3).

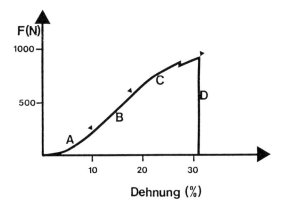

Abb. 3. Charakteristisches Kraft-Dehnungs-Diagramm eines Zugversuches an einem humanen Kreuzbandpräparat. *A* progressiver Bereich, *B* linearer Bereich, *C* degressiver Bereich, *D* Ruptur, *F* Zugkraft

Solch eine Kurve läßt sich in 4 Abschnitte gliedern, die kontinuierlich ineinander übergehen. Der Maximalwert der Kraft-Dehnungs-Kurve wird als Reißkraft der Bänder bezeichnet. Die Steigung der Kurve im linearen Verformungsbereich (B in Abb. 3) wird als Steifigkeit der Bänder definiert. Wie die Untersuchungen zur Banddehnung an Knie- und Sprunggelenk gezeigt haben, liegen die Beanspruchungen der Bänder während der Flexion im unteren Bereich (A) der Kraft-Dehnungs-Kurve, d.h. im Bereich von ca. 0–40 N Zugkraft. Beim Einwirken erheblicher äußerer Kräfte werden Beanspruchungen bis in den Bereich B, d.h. bis ca. 150 N Zugkraft erreicht. In der Literatur werden für das LCA mittlere Reißkräfte zwischen 327 und 1750 N beschrieben [21, 26, 27, 29, 31, 33, 34]. Beim hinteren Kreuzband (LCP) ergeben sich Werte zwischen 596 und 1073 N [21, 29–31]. Für die Kollateralbänder liegen nur wenige Ergebnisse vor. Für das mediale Seitenband (LCM) wurden Werte von 477 bis 678 N [12, 21, 29] und für das laterale Seitenband (LCL) zwischen 384 und 555 N gemessen.

Die großen Unterschiede in den Ergebnissen der verschiedenen Autoren beruhen überwiegend auf dem unterschiedlichen Alter (Aktivität) der getesteten Präparate und den differierenden Versuchsbedingungen. Noyes et al. [25] fanden für Kniegelenke mit einem Alter von 16–26 eine durchschnittliche Reißfestigkeit des LCA von 1725 N, während Kniegelenke von 48–86 Jahren nur eine LCA-Reißfestigkeit von 734 N aufwiesen. Vergleichbare Experimente von Woo et al. [34] ergaben ähnliche Ergebnisse. Bei einem Durchschnittsalter von 34 Jahren rissen LCA bei 1750 N, während bei einem Durchschnittsalter von 76 Jahren die Reißkräfte im Mitel bei 453 N lagen.

In Tierexperimenten konnten Noyes et al. [26] zeigen, daß auch die Aktivität einen Einfluß auf die mechanischen Eigenschaften hat. Dies mag auch ein Grund dafür sein, daß die Bänder bei arthrotischen Kniegelenken deutlich geringere Reißfestigkeiten aufweisen. Wasmer et al. [31] fanden bei arthrotischen Gelenken (Durchschnittsalter 60 Jahre) für das LCA Werte von durchschnittlich 133 N, für das LCP 129 N.

Das Alter führt also zu einer Verminderung der Bandfestigkeit auf ca. 1/3, und die Arthrose reduziert diesen Wert nochmals drastisch, so daß bei einem alten arthrotischen Kniegelenk weniger als 10% der Bandfestigkeit des jungen Menschen verbleiben. Neuere Untersuchungen von Kasperczyk et al. [20] zeigen, daß die geringere Festigkeit der Bänder von älteren Untersuchungspräparaten weniger auf das Alter als vielmehr auf die geringere Aktivität zurückzuführen ist.

Belastbarkeit von Bandprothesen

In einer vergleichenden Untersuchung wurde die Reißfestigkeit der wichtigsten auf dem Markt befindlichen Bandprothesen getestet [6, 11]. Für den Zugversuch wurden die Bandersatzmaterialien an beiden Enden um Stahlzylinder von 20 mm Durchmesser geschlungen und danach mechanisch festgeklemmt. Bei der Gore-Tex-Bandprothese erfolgte die Befestigung in den dafür vorgesehenen Ösen an den Enden der Prothese. Mit einer Verformungsgeschwindigkeit von 10% der Ausgangslänge pro Minute wurden die Bandersatzmaterialien bis zum Versagen gezogen. Dabei erfolgten Messung und Aufzeichnung des Kraft-Verformungsdiagrammes. Sowohl die Änderung der Gesamtlänge als auch die Dehnung in der Mitte des Bandes (Instrondehnungsmesser) wurden gemessen. Die geringste Reißfestigkeit wurde für die Leeds-Keio-Prothese (800 N) gefunden. Die anderen

Tabelle 1. Reißfestigkeit und Lastwechselzahlen bei Biegedauertest mit Reibung (1 Hz, 0–60°, 4 mm Radius)

Prothese	Material	Reißkraft (N)	Dauerfestigkeit Zugkraft 40 N	120 N
Stryker	Polyester	1300	2 702 578	151 475
Gore Tex	Teflon	> 5000	2 100 000	1 400 000
Leeds Keio	Polyester	800	1 400 000	200 000
La Fil	Kohlenstoff	2300	437 369	14 077
Kennedy-LAD	Polypropylen	1300	169 100	77 186

Materialien lagen mit 1300 N für das La Fil-Kohlenstoffaserband und mit über 5000 N für die Gore-Tex-Prothese wesentlich höher (Tabelle 1). Bei der Gore-Tex-Prothese trat das Versagen an der Befestigungsöse und nicht am Band selber auf. Die meisten Prothesen weisen damit weitaus höhere Zugfestigkeiten auf als die zu ersetzenden natürlichen Bänder (s. oben). Entscheidend für die dauerhafte Belastbarkeit des Bandersatzes ist jedoch nicht allein die In-vitro-Festigkeit der Bandprothese, sondern auch die Verankerung der Prothese am Knochen sowie die Festigkeit des Materials während der Implantationszeit.

Nach klinischen und experimentellen Erfahrungen liegt die kritische Beanspruchung einer Bandprothese überwiegend an den Stellen der knöchernen Verankerung. Für die wichtigste Prothesenanwendung, den Ersatz des LCA, bedeutet dies, daß die größten Beanspruchungen an den Bohrkanalausgängen im Tibiaplateau und am Femurkondylus vorliegen. Hier wird die Bandprothese bei jeder Flexions-Extensions-Bewegung über die Bohrlochkante gebogen und gleichzeitig auch noch verdreht. Dieser Biege-Torsions-Beanspruchung ist eine Bandzugkraft überlagert, die sich in Abhängigkeit vom Flexionswinkel ändert. Die Höhe der Zugkraft ist außerdem abhängig von der Vorspannung der Prothesen bei der Implantation und der Abweichung der Bohrkanaleingänge von der „isometrischen" Position.

Der von uns entwickelte Dauerfestigkeitsprüfstand führt In-vitro-Testungen mit 40 und 120 N Zugkraft und einem Flexionswinkel von 60° sowie verschiedenen Biegeradien durch [9].

Dabei zeigte sich, daß der Biegeradius einen bedeutenden Einfluß auf die Dauerfestigkeit der Bandprothesen hat [9]. Abbildung 4 zeigt die Abhängigkeit der Dauerfestigkeit von Bandprothesen aus Kohlenstofffasern (LaFil, Braun/Melsungen) vom Biegeradius und von der Zugkraft. Eine Verringerung des Biegeradius (frei rotierend) um den Faktor 2 (von 4 auf 2 mm) führte zu einer Reduktion der Dauerfestigkeit um ca. den Faktor 20. Dies macht deutlich, daß am Patienten ein möglichst großer Biegeradius am Bohrlochausgang angestrebt werden sollte, um eine lange Lebensdauer der Prothese zu erzielen. Aufgrund der anatomischen Gegebenheiten im Gelenk sind hier Grenzen gesetzt. Radien von bis zu 5 mm am Tibiaplateau scheinen jedoch möglich zu sein. Die Ergebnisse der In-vitro-Dauertests sind in Tabelle 1 dargestellt. Bei 40 N Zugkraft wiesen die Prothesen aus Polyester und Teflon die höchsten Lastwechselzahlen auf. Deutlich geringer waren die Werte für das Kohlenstoffaserband und nochmals geringer für das Polypropylenband. Bei einer 3fach höheren Zugkraft von 120 N gingen bei allen Prothesen die Lastwechselzahlen bis zum

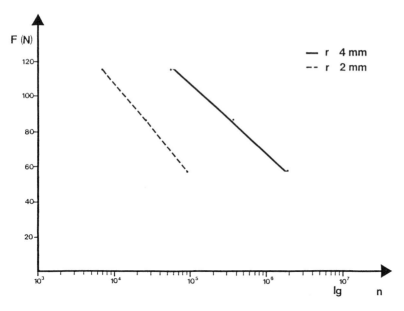

Abb. 4. Einfluß der Zugkraft (*F*) und des Biegeradius (*r*) auf die Anzahl der Biegezyklen (*n*) von La-Fil-Bandprothesen

Bruch signifikant zurück. Bei den Prothesen aus Teflon und Polypropylen fiel die Festigkeit auf etwa die Hälfte ab, bei der Leeds-Keio-Prothese auf 14% und bei La Fil- und Stryker-Bandprothese sogar auf nur noch etwa 5% der Werte bei 40 N.

Während es bei den meisten Prothesen zu einer eindeutigen Ruptur in der Prüfmaschine kam, war bei den Gore-Tex- und Leeds-Keio-Prothesen mit zunehmender Anzahl gerissener Faserbündel eine deutliche Längenzunahme zu beobachten, ohne daß es zur endgültigen Ruptur kam.

Häufig hatten sich Prothesen um mehrere Zentimeter verlängert und hingen nur noch an einem Faserbündel. In diesen Fällen würde eine Bandprothese ihre Funktion nicht mehr erfüllen. Die Belastung wurde deshalb beendet, wenn die Prothese eine größere Längenzunahme als 1 cm aufwies.

Ein Vergleich mit den Ergebnissen der Tierversuche zeigt, daß der Verschleiß der Bandprothesen in vivo häufig anders abläuft als mit den oben beschriebenen Methoden in vitro. So zeigten z.B. die Stryker-Bandprothesen in vitro wesentlich bessere Dauerfestigkeiten als die LaFil-Kohlenstoffaserbandprothese. Nach einem Jahr Implantationszeit im Schafsknie-gelenk zeigten dagegen die Stryker-Bandprothesen die schlechtesten Ergebnisse, während die LaFil-Bandprothesen deutlich besser lagen. Die Erklärung liegt in der unterschiedlichen Integration der Bandprothesen in das Gewebe. Da diese verschiedenen In-vivo-Reaktionen bei den einzelnen Bandprothesen in vitro nicht simulierbar sind, können aufgrund der In-vitro-Tests keine eindeutigen Voraussagen für die Lebensdauer der Prothesen im Patien-ten gemacht werden. Trotz dieser Einschränkungen und der begrenzten Anzahl getesteter Prothesen lassen sich jedoch einige wichtige Erkenntnisse aus In-vitro-Tests ziehen:

1. Alle Prothesen verlieren signifikant an Dauerfestigkeit, wenn der Biegeradius verkleinert wird.
2. Eine erhöhte Zugkraft führt zu einer überproportionalen Abnahme der Dauerfestigkeit. Besonders empfindlich reagieren Prothesen aus Kohlenstoff- und Polyesterfasern.
3. Gegenüber einer reinen Biegebelastung nimmt die Dauerfestigkeit bei Biegung und Reibung deutlich ab. Besonders empfindlich auf Reibung reagiert Polypropylen.
4. Unter Dauerbelastung kommt es bei manchen Bandprothesen nach partiellen Rupturen zu sehr starken Längezunahmen, so daß eine Insuffizienz nicht durch Ruptur, sondern durch Verlängerung hervorgerufen wird. Beispiele sind die Prothesen aus Polyester und Teflon, die große Lastwechselzahlen in Verbindung mit starken Längezunahmen erreichten.

Belastbarkeit des Bandersatzes

Der Bandersatz setzt sich aus der Bandprothese und ihrer Verankerung an Femur und Tibia zusammen. Trotz einer hochfesten Prothese wird jedoch nur eine geringe Kniegelenkbelastbarkeit erreicht, wenn die Prothesenverankerung ungenügend ist. Wie im vorhergehenden Kapitel beschrieben, sind die primären Zugfestigkeiten der Bandprothesen i.allg. ausreichend. Die direkte postoperative Belastbarkeit des Kniegelenkes ist deshalb meistens durch die Qualität der Prothesenverankerung gegeben. Für die primäre Verankerung der Prothesenenden werden heute überwiegend Implantate verwendet. Die wichtigsten sind Staples, Schrauben und Bandfixationsplatten, Schrauben mit Unterlegscheiben und Schrauben, die direkt in Ösen der Bandenden eingesetzt werden. Die höchsten primären Verankerungsfestigkeiten sind durch Schrauben erreichbar, die in dafür vorgesehene Ösen von Bandprothesen eingesetzt werden, wie es bei der Gore-Tex-Prothese der Fall ist. Die Festigkeit der Verankerung hängt von der Qualität des Knochens ab, erlaubt aber normalerweise unmittelbar postoperativ eine volle Belastung des Kniegelenkes. Fraglich ist jedoch, ob eine solche Vollbelastung aus Gründen der Wundheilung und der biologischen Integration sinnvoll ist.

Die Schraubenverankerungen mit den anderen Implantaten erreichen Verankerungsfestigkeiten von 150–250 N. Die an den Verankerungen einer LCA-Prothese auftretenden Zugkräfte sind jedoch kleiner als die zwischen den intraartikulären Insertionspunkten wirkenden Kräfte, weil durch die Reibung zwischen den Bohrkanälen und den Prothesen bereits ein Teil der Zugkräfte aufgenommen wird. Bei einem Ersatz des LCM mit einer direkten Verankerung auf der medialen Knochenoberfläche tritt dieser Effekt jedoch nicht ein. Deshalb wurde von einigen Autoren [7, 32] vorgeschlagen, bei einem LCM-Ersatz die Prothese durch Tibia und Femur auf die laterale Seite zu führen und dort zu verankern. Mit einer solchen Verankerungstechnik kam es in biomechanischen Versuchen am Leichenkniegelenk erst bei Zugkräften über 583 N zu einem Rutschen in den Bandverankerungen [7]. Ähnliche Verankerungsfestigkeiten sind bei LCA-Prothesen zu erwarten, die ebenfalls durch lange Bohrkanäle geführt sind. Ähnlich wie bei der Schraubenverankerung erfolgt die Befestigung von Bandprothesen mit Dübeln. Eine spezielle Form der Befestigung kommt bei der Leeds-Keio-Prothese zur Anwendung, bei der ein Knochendübel zwischen Prothese und Bohrloch eingeschlagen wird und so eine feste Verklemmung der schlauchförmigen Prothese erreicht wird. Die Verankerung mit Staples ist sehr von der Implantationstechnik

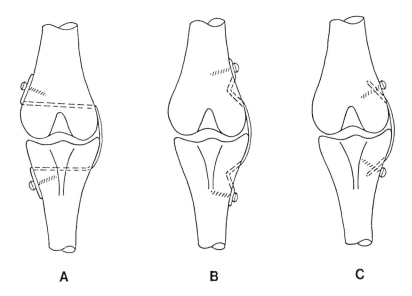

Abb. 5A–C. Verschiedene Verankerungstechniken für den LCM-Ersatz. Die höchste Verankerungsfestigkeit wurde mit dem längsten Bohrkanal (*A*) erzielt. *A* Laterale Verankerung. *B* Kurzer Bohrkanal medial. *C* Verankerung unter medialer Knochenschuppe

abhängig. Bei zu starkem Einschlagen der Staples besteht die Gefahr einer Beschädigung des Knochens und der Prothese.

Die Führung der Bandprothesen durch lange Bohrkanäle hat neben dem mechanischen Effekt noch den Vorteil, daß die Kontaktfläche zwischen der Prothese und dem im Bohrkanal einwachsenden Gewebe vergrößert wird. Die Integration der Prothese in das körpereigene Gewebe führt letztlich zur dauerhaften biologischen Verankerung der Bandprothese, während sich die technische Verankerung mit Implantaten langfristig lockern kann.

In tierexperimentellen Untersuchungen [7] konnte der Einfluß verschiedener Verankerungstechniken auf die In-vivo-Reißfestigkeit eines LCM-Ersatzes am Schafskniegelenk gezeigt werden. Die Enden einer Kohlenstoffaserbandprothese (LaFil, Braun/Melsungen) wurden mit 3,5-mm-Schrauben und Unterlegscheiben fixiert, nachdem sie durch Bohrkanäle auf die laterale Seite geführt wurden (Abb. 5a), oder auf der medialen Seite verankert, nachdem sie durch einen V-förmigen Bohrkanal (Abb. 5b) oder unter einer Knochenschuppe fixiert wurden (Abb. 5c). Nach 12 Wochen wurden die Tiere getötet, die Gelenke explantiert und die Schrauben und Unterlegscheiben entfernt. Nach Resektion der Kapsel und aller Bänder mit Ausnahme der LCM erfolgte ein Knochen-Band-Knochen-Zugversuch. Es kam zu diesem Zeitpunkt immer zum Herausreißen der Bandprothesen aus ihrer Verankerung und nicht zum Versagen der Prothesen. Abbildung 6 zeigt die dabei aufgezeichneten Kraft-Verlängerungsdiagramme im Vergleich zu den Ergebnissen eines Zugversuches am natürlichen LCM (Mittelwertkurven aus jeweils 10 Messungen).

Die Kurve für die laterale Verankerung der Bandprothesen zeigt einen ähnlichen Verlauf wie die Kurve für die normalen LCM. Die beiden Verankerungen auf der medialen

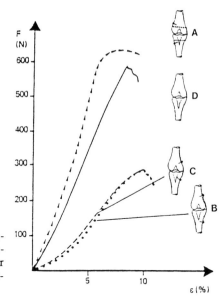

Abb. 6. Kraft-Dehnungs-Diagramm für Bandverankerungen des LCM-Ersatzes am Schafskniegelenk 3 Monate nach Operation *a* laterale Verankerung, *b* kurzer Bohrkanal medial, *c* Verankerung unter medialer Knochenschuppe, *d* normales mediales Seitenband

Seite erreichen nur etwa die halbe Reißkraft. Da die Verankerungsschrauben vor diesem Zugversuch entfernt worden waren, geben diese Ergebnisse die biologischen Verankerungsfestigkeiten der Bandprothese im eingewachsenen Gewebe wieder. Diese scheint um so höher zu sein, je länger die Kontaktstrecke zwischen Prothese und Bohrkanal ist. Die Reißfestigkeit steigt mit zunehmender Implantationszeit noch weiter an, wie Reißversuche nach 1 Jahr am gleichen Versuchsmodell zeigten. Nach diesem Zeitpunkt lag die Festigkeit für die Kohlenstoffaserbandprothese ca. doppelt so hoch wie diejenige nach 3 Monaten [5]. Die Ursache ist in den histologischen Schnitten der Bohrkanäle zu finden. Nach 3 Monaten ist der Bohrkanal und die Kohlenstoffaserbandprothese ausschließlich mit Bindegewebe gefüllt. Nach 1 Jahr kommt es zum Herauswachsen von neuem Knochen an die peripheren Fasern der Bandprothese. Durch diesen Einbau der Kohlenstoffasern in den neuen Knochen wird die Verankerungsfestigkeit wesentlich höher.

Ob eine Bandprothese gut in Bindegewebe und Knochen integriert wird, hängt vom Prothesenmaterial und von der Prothesenstruktur ab, wie unsere vergleichenden Untersuchungen gezeigt haben [11].

Zugversuche an den Schafskniegelenken, bei denen Bandprothesen 1 Jahr implantiert waren [11] ergaben, daß es in den Fällen, bie denen nach 1 Jahr Implantationszeit die Bandprothesen noch intakt waren., zum Herausreißen der LCA-Prothesen aus dem tibialen Bohrkanal kam. Bei Bohrkanallängen von 4–5 cm für den Bandersatz im Patienten sind nach einem Jahr Implantationszeit entsprechend biologische Verankerungsfestigkeiten von ca. 800–1200 N zu erwarten. Bei Prothesen, die knöchern eingebaut werden, kann ein weiteres Ansteigen der Werte mit der Zeit angenommen werden. Dieser positive Effekt kann bei einer „over-the-top"-Technik nicht erwartet werden, da hier eine Integration der Bandprothese nur im Bindegewebe erfolgen kann.

Bei Prothesen, die mit der Zeit knöchern eingebaut werden, verliert die primäre Fixation mit Implantaten mit steigender Implantationszeit an Bedeutung. Die Implantate können entfernt werden, wenn die Prothese integriert ist. Die biologische Verankerung der Prothesen ist auf Dauer die bessere, da sie mit der Zeit an Festigkeit gewinnt, während die Implantate der primären Verankerung sich häufig mit der Zeit lockern.

In welchem Maß die Reißfestigkeit einer Bandprothese unter In-vivo-Bedingungen reduziert wird, hängt überwiegend von den lokalen Bedingungen an der knöchernen Insertionsstelle der Bandprothese ab. Klinische und tierexperimentelle Beobachtungen weisen überwiegend ein Versagen der Prothesen an diesen Insertionsstellen nach. Die In-vitro-Dauerfestigkeitstests (s. oben) haben gezeigt, daß dem Radius des Bohrkanaleinganges eine entscheidende Rolle zukommt. Wichtig ist auch, welches Gewebe an der Biegestelle für die Prothese vorliegt. Knorpel und Bindegewebe wurden die Spannungen der Bandprothese reduzieren und eine geringe Reibung zwischen Prothese und Bohrkanal hervorrufen, während Knochen einen starken Verschleiß verursachen würde.

Quantitative Angaben über die Reißfestigkeiten von Bandprothesen in vivo sind nur im Tierversuch zu erhalten. Obwohl die Versuche heute überwiegend am Großtier (Hund, Schaf, Ziege) durchgeführt werden, bestehen bei der Testung von Originalprothesen für Patienten Probleme mit dem Verhältnis der Gelenkgröße zur Prothesengröße. Die im Verhältnis zum Tiergelenk zu großen Prothesen- und Bohrkanaldurchmesser erlauben keine gute Annäherung an isometrische Bedingungen bei der Implantation der Prothesen. Das Tierexperiment dürfte deshalb eine harte Prüfbedingung für die biomechanische Beanspruchung der Bandprothese sein.

In unseren vergleichenden tierexperimentellen Untersuchungen [11] kam es während der einjährigen Laufzeit der Schafe bei allen Bandprothesen zu partiellen oder totalen Rissen. War die verbliebene Reißfestigkeit nach partiellen Rupturen kleiner als die Verankerungsfestigkeit, konnte die Reißfestigkeit der LCA-Prothese gemessen werden [11]. Die Festigkeitsminderung entsprach weitgehend dem Grad der partiellen Ruptur. Bindegewebe, das sich um oder in den Bandprothesen gebildet hatte, konnte die mechanische Funktion der total oder partiell gerissenen Prothese nicht ausgleichen. Bei Messungen der vorderen Schublade zeigte sich, daß es nach partiellen oder totalen Prothesenrupturen meistens zu einer signifikanten Instabilitätszunahme gekommen war. Bindegewebe, das bei manchen Bandprothesen [9, 11, 24, 32] zwischen den Prothesenfasern gesehen wird, konnte selbst dann, wenn es sich um gerichtete kollagene Fasern handelte, keinen wesentlichen Anteil an der Kraftübertragung der Prothesen übernehmen. Eine generelle Degradation von Bandprothesen mit einer gleichzeitigen Neubildung eines Ersatzbandes [32] konnte bei keiner Bandprothese beobachtet werden [11, 24]. Die Prothesen rissen immer an der mechanisch höchstbeanspruchten Stelle am Bohrkanaleingang. Das sich dort bildende Narbengewebe war insuffizient. Diese Bindegewebeeinsprossungen in die Prothesenstruktur sind jedoch trotzdem von großem biomechanischem Vorteil, da Bindegewebe zwischen den Prothesenfasern wie ein viskoelastisches Element wirkt und so ein biomechanisches Verhalten der Prothese ermöglicht, das dem natürlichen Band ähnlicher ist. Weiter schützt dieses Bindegewebe nicht nur die Prothesenfasern vor Reibung gegenüber dem Bohrkanal, sondern auch vor Reibung der Fasern gegeneinander, die ein wesentlicher Teil des Verschleißes von Bandprothesen ist, wie mechanische und rasterelektronenmikroskopische Untersuchungen ergeben haben. Daß der Verschleiß von Bandprothesen unter günstigen operationstechnischen Bedingungen gering gehalten werden kann, zeigen die klinischen Ergebnisse mit LaFil-Bandprothesen. In unserer Klinik wurden Patienten 8 Jahre nach der Implantation einer LaFil-Bandprothese nachuntersucht. Die Gelenke wiesen z.T. eine gute Stabilität auf, und die arthroskopische Begutachtung zeigte überwiegend intakte Bandprothesen. Werden die Prothesen nicht optimal implantiert, so kommt es zu erhöhtem Verschleiß und frühem Versagen. Erhöhter Verschleiß kann auch durch die Ausbildung von Osteophyten, an denen die Prothese reibt, im Gelenk entstehen. Wie tierexperimentelle Ergebnisse und auch klinische Erfahrungen gezeigt haben, kommt es dann immer zu einer Insuffizienz der Bandprothese entweder durch eine Ruptur oder durch eine Instabilität nach partieller Ruptur.

Biomechanische Überlegungen zur Implantationstechnik von Bandprothesen: Isometrische Insertion

Von einer „isometrischen" Implantation eines Bandersatzes wird gesprochen, wenn die Insertionspunkte an den zu verbindenden Gelenkteilen so gewählt werden, daß unter Flexionsbewegungen des Gelenkes keine Abstandsänderungen der Insertionspunkte auftreten. Dies bedeutet z.b. für den Kreuzbandersatz des Kniegelenkes, daß eine isometrisch implantierte Bandprothese während der Flexion keine Längenänderung erfährt und damit auch keine Relativbewegungen gegenüber Bohrkanälen oder Umlenkpunkten aufweist.

Für die Lebensdauer und die Beanspruchung einer Bandprothese wäre eine isometrische Implantation günstig, weil unter reiner Flexionsbewegung der Gelenke keine Zugkräfte in der Prothese erzeugt würden und ein Verschleiß an den Insertionsstellen minimiert werden könnte.

Daß dieses Ziel der isometrischen Implantation nie erreicht werden kann, macht der Vergleich mit den zu ersetzenden natürlichen Bändern deutlich. Obwohl der komplexe Aufbau der natürlichen Bänder mit ihren zu verschiedenen Flexionsphasen wirksamen Faserbündeln optimal den biomechanischen Anforderungen angepaßt ist, treten Dehnungen bis zu 4% unter reiner Flexion auf (s. oben). Bei einer durchschnittlichen Länge der Kreuzbänder von ca. 30 mm bedeutet dies, daß auch am natürlichen Bandapparat Längenveränderungen bis zu 1,2 mm unter Flexion auftreten.

Graf [16] bezeichnet Längenveränderungen zwischen 2 Insertionspunkten, die kleiner als 1,5 mm sind, als „nearly isometric", was den physiologischen Längenveränderungen der Bänder nahekommt.

Experimentelle Untersuchungen zur Isometrie des Bandersatzes liegen vorwiegend für die Kreuzbänder und hier speziell für das ACL vor. Zur Messung der Längenveränderungen wurden überwiegend Drähte und Fäden benutzt, die über Bohrkanäle an verschiedene Punkte der Insertionsflächen von Tibia und Femur geführt wurden. Werden Drähte oder Fäden mit einem Ende an Tibia oder Femur befestigt und durch die Bohrkanäle gezogen, so kommt es bei einer Flexionsbewegung des Kniegelenkes im Falle einer nicht isometrischen Drahtführung zu einem Herein- bzw. Herausrutschen des freien Drahtendes aus dem jeweiligen Bohrkanal.

Insertionspunkte für den LCA-Ersatz

Vor allem die günstigste femorale Insertion des Bandersatzes wurde in den letzten Jahren vermehrt diskutiert. Die beiden wichtigsten Variationen sind die sog. anatomische Bohrkanalinsertion und die „over-the-top"-Bandführung. Weitgehende Einigkeit besteht nach den

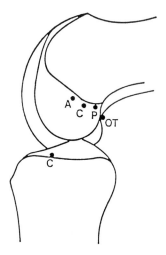

Abb. 7. Insertionspunkte am Femur für die Verankerung des LCA-Ersatzes

neueren Untersuchungen darüber, daß die geringsten Längenänderungen der Prothesen bei einer femoralen Insertion im zentralen Teil des LCA liegen, wenn gleichzeitig das Tibiabohrloch im Zentrum der tibialen Insertion des natürlichen Bandes liegt (Abb. 7). Mit dieser Implantationstechnik tritt unter Flexion ein Minimum der Prothesendehnung im Bereich von 30- bis 60°-Beugung auf (Abb. 8). Insgesamt sind die auftretenden Längenänderungen gering und liegen im Bereich von ca. 2 mm. Femorale Insertionen weiter anterior führen mit wachsendem Flexionswinkel zu einer zunehmenden Zugbeanspruchung der Bandprothese.

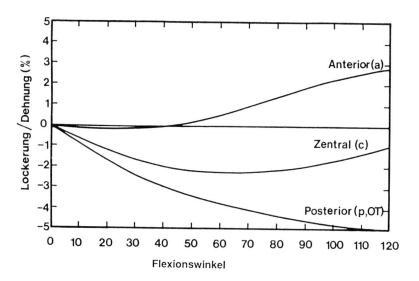

Abb. 8. Die Beanspruchung der Lockerung des vorderen Kreuzbandersatzes in Abhängigkeit von der Verankerungslokalisation am Femur

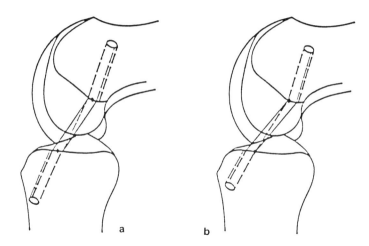

Abb. 9. Umlenkpunkte der vorderen Kreuzbandprothese an den Bohrkanälen des Kniegelenkes. **a** Zentrische Bohrung führt zu exzentrischen Kontaktpunkten, **b** exzentrische Bohrung führt zu der Prothese im Zentrum der natürlichen Bandinsertion

Insertionen an der posterioren Begrenzung des LCA führen dagegen mit zunehmendem Flexionswinkel zu einer deutlichen Lockerung des implantierten Bandersatzes. Entsprechend kommt es bei der „over-the-top"-Implantationstechnik mit zunehmendem Flexionswinkel zu gravierenden Lockerungen des Bandersatzes. Unter biomechanischen Gesichtspunkten ist deshalb die „over-the-top"-Technik nicht zu empfehlen.

Bei der tibialen Insertion ist eine zentral oder etwas anteriore Lokalisation vorteilhaft, da sie nur geringe Änderungen der intraartikulären Längen der LCA-Prothesen hervorruft. Eine Insertion zu weit posterior führt dagegen mit zunehmendem Flexionswinkel zu steigenden Laxitäten des Bandersatzes.

Die Messungen zur Ermittlung der günstigsten Insertionspunkte wurden überwiegend mit dünnen Drähten durchgeführt, während die real zu implantierenden Prothesen wesentlich größere Querschnitte aufweisen. Für den Bandersatz werden heute Prothesen mit 4–8 mm Breite oder Durchmesser verwendet. Dies bedeutet, daß operativ keine Insertionspunkte sondern Insertionsflächen wirksam sind. Bei der Bohrkanaltechnik sind diese Insertionsflächen durch den Bohrlochquerschnitt gegeben (Abb. 9a–c). Dabei ist es wichtig, wie schon von Clancy [13] erkannt wurde, daß die wirksame Prothesenlänge von tibialer zu femoraler Insertion durch die Kontaktpunkte der Prothese an den Bohrlochausgängen und nicht durch die Bohrlochzentren gegeben ist (s. Abb. 9a–c). Wird auf den zentralen Punkt der Insertionsfläche des natürlichen Kreuzbandes gebohrt, so ist der wirksame Kontaktpunkt der LCA-Prothese am Tibiaplateau zu weit posterolateral (s. Abb. 9a–c) und beim Femur zu weit anterior. Um dies zu vermeiden, ist die Bohrung im Tibiaplateau exzentrisch anteromedial und im Femur exzentrisch posterosuperior zu legen [16]. Das Ausmaß der Exzentrizität hängt dabei vom Prothesentyp ab und beträgt 1/2 Durchmesser des erforderlichen Bohrers.

Diese Betrachtungen machen zugleich deutlich, daß die Beanspruchung der Prothese nicht gleichmäßig über den ganzen Querschnitt ist. Die größten Beanspruchungen werden auf der Verbindungslinie der Kontaktpunkte am tibialen und femoralen Bohrloch (s. Abb. 9a–c) auftreten. Je größer der Prothesendurchmesser ist, desto erheblicher wird dieser Effekt sein.

Eine Möglichkeit, die Stabilität über einen größeren Flexionsbereich zu verbessern, liegt in der besseren Nachahmung der natürlichen Bandstruktur durch Verwendung mehrerer Bandprothesenbündel. Für die Anwendung müßten die Bandprothesen jedoch einen geringeren Querschnitt aufweisen als die meisten heute gebräuchlichen Typen. Erheblich schwieriger wird bei dieser Anwendung auch die richtige Vorspannung beider Prothesen, da bei ungleicher Vorspannung eine Prothese gar nicht und die andere überbeansprucht würde.

Diskussion

Bereits die kurze Darstellung der Funktion, Struktur und der mechanischen Eigenschaften der natürlichen Bänder macht deutlich, daß der biomechanische effektive Ersatz von Bändern eine komplexe Aufgabe ist. Alle bisher üblichen Bandersatztechniken, ob mit Bandprothesen oder Augmentationsplastiken, versuchen dagegen, mit einfachen Operationstechniken und Bandersatzmaterialien diese Aufgabe zu erfüllen.

Es ist deshalb nicht weiter verwunderlich, wenn trotz einer großen Anzahl verschiedener Bandprothesen noch kein voll befriedigender Bandersatz erreicht wurde. Die Beurteilung der Effektivität der verschiedenen Prothesen ist dabei ein ungelöstes Problem. Klinische Studien sind meistens nicht vergleichbar und häufig auch kaum objektivierbar. Die Ergebnisse von tierexperimentellen Untersuchungen ermöglichen zwar objektive Messungen und Auswertungen, jedoch werden häufig nicht vergleichbare Tierversuchsmodelle und Auswertungsmethoden angewendet. Vergleichende Untersuchungen von mehreren Prothesentypen am gleichen Modell sind selten [4, 11, 19, 20]. Auch wenn diese tierexperimentellen Ergebnisse nur eine eingeschränkte Übertragbarkeit auf die unter humanen Implantationsbedingungen zu erwartenden Ergebnisse erlauben, sind sie jedoch die einzige Möglichkeit, den Einfluß der komplexen biomechanischen Bedingungen auf die Funktion des Bandersatzes zu testen.

Die funktionelle Belastbarkeit eines Bandersatzes ist von einer Reihe von Faktoren abhängig, die sich wiederum wechselseitig beeinflussen. Eine eindeutige Prognose der Belastbarkeit eines Bandersatzes ist deshalb nicht möglich.

Neben den Eigenschaften des Bandersatzmateriales sind es jedoch überwiegend operationstechnische Faktoren, die die postoperative Belastbarkeit einer Bandersatzoperation beeinflussen. Hier steht an erster Stelle eine möglichst isometrische Implantation, d.h. die Verankerung und die Abrundung aller Bohrlochkanten. Gelingt eine gute Implantation in diesem Sinne, so sind die Beanspruchungen für den Bandersatz gering und es wird eine lange Lebensdauer des Bandersatzes erreicht. Wird dieses Ziel nicht erreicht, so resultiert daraus entweder primär keine gute Gelenkstabilität oder eine stark erhöhte Beanspruchung des Bandersatzes. Verschleiß des Bandersatzes an den Bohrlochkanten, Versagen der Prothesenverankerungen und Rupturen des Bandersatzes sind zwangsläufig die Folgen. Die Bedeutung der Operationstechnik wird durch die klinischen Ergebnisse mit dem Kohlenstoffaserbandersatz (Lafil, Braun/Melsungen) unterstrichen. Mit der gleichen Bandprothese konnten bei mehreren Patienten bis zu 8 Jahre postoperativ sehr gute funktionelle Ergebnisse erzielt werden, die auch arthroskopisch nachgewiesen werden konnten, während in anderen Fällen bereits nach 1 Jahr Bandprothesenrupturen auftraten.

Literatur

1. Arms S, Boyle J, Johnson R, Pope M (1983) Strain measurement in the medial collateral ligament of the human knee: An autopsy study. J Biomechu 16:491–496
2. Arms SW, Pope MH, Johnson RJ, Fischer RA, Arvidsson I, Eriksson E (1984) The biomechanics of anterior cruciate ligament rehabilitation and reconstruction. Am J Sports Med 12:8–18
3. Arms SW, Pope MH, Renström P, Johnson RJ (1986) The determination of zero strain within the anteriomedial fibers of the anterior cruciate ligament. Transactions, 32nd Annual Orthopaedic Research Society, p 239
4. Ascherl R, Siebels W, Geißdörfer K, Kobor B, Hölldobler G, Blümel B (1986) 2. Vergleichende experimentelle Untersuchungen zum alloplastischen Ersatz des vorderen Kreuzbandes. In: Streicher H-J (ed) Chirurgisches Forum für experimentelle und klinische Forschung. Springer, Berlin Heidelberg New York Tokyo, S 5–9
5. Claes L (1983) Biomechanical properties of human ligaments. In: Burri C, Claes L (eds) Alloplastic ligament replacement. Huber, Bern (Aktuel Probl Chir Orthop 26, S 10-117)
6. Claes L (1989) Persönliche Mitteilung
7. Claes L, Neugebauer (1983) Mechanical properties of ligament replacement with carbon fibre. In: Burri C, Claes L (eds) Alloplastic ligament replacement. Huber, Bern (Aktuel Probl Chir Orthop 26, S 58–62)
8. Claes L, Burri C, Neugebauer R (1984) Experimental investigations on the biomechanics of carbon fiber replacement of the knee ligament in animals. Abstract, ESKA No 134
9. Claes L, Neugebauer R (1985a) In vivo and in vitro investigation of the long-term behaviour and fatigue strength of carbon fiber ligament replacement. Clin Orthop 196:99–111
10. Claes L, Kiefer H, Dürselen L (1985b) Simulation und Messung der Beanspruchung des Kniebandapparates, ein neuer Belastungssimulator und experimentelle Ergebnisse. Biomed Techn 30:44–45
11. Claes L, Dürselen L, Kiefer H, Mohr W (1987a) The combined anterior cruciate and medial collateral ligament replcaement by various materials. J Biomed Mater Res 21.319–343
12. Claes L, Beyer A, Krischke W, Schmid R (1987b) Biomechanical properties of collateral and cruciate ligaments. Biomechanics of ligaments (abstracts), Workshop of the ESB Ulm, 1987, p 22, Appendix
13. Clancy WG, Narechania RG, Rosenberg TD, Gmeiner JG, Wisnefske DD, Lange TA (1981) Anterior and posterior cruciate ligament reconstruction in rhesus monkeys. J Bone Joint Surg [Am] 63:1270–1284
14. Dorlot JM, Christel P, Meunier A, Witvoet J (1982) The displacement of the bony insertion sites of the anterior cruciate ligament during the flexion of the knee. In: Huiskes R, van Campen D, De Wijn J (eds) Biomechanics: Pirnciples and applications. Nijhoff, The Hague Boston London, pp 185–190
15. France EP, Daniels AU, Goble EM, Dunn HK (1983) Simultaneous quantitation of knee ligament forces. J Biomech 16:553–564
16. Graf B (1987) Isometric placement of substitutes for the anterior cruciate ligament. In: Jackson DW, Drez D Jr (eds) The anterior cruciate deficient knee. Mosby, St. Louis Washington/DC Toronto, pp 102–113
17. Girgis FG, Marshall JL, Al Monajem ARS (1975) The cruciate ligaments of the knee joint. Clin Orthop 106:216–231
18. Hertel P, Klapp H, Seiler H, Harbauer G (1978) 51. Spannungsänderung am vorderen Kreuzband im Bewegunsablauf des Kniegelenkes. Langenbecks Arch Chir [Suppl]:261–265
19. Kasperczyk W, Bosch U, Oestern H-J, Tscherne H (1988) Die frühe Staiblität beim hinteren Kreuzbandersatz mit freiem Patellarsehnentransplantat. In: Schriefers KH, Messmer K, Schwaiger M (eds) Chirurgisches Forum '88 für experimentelle und klinische Forschung. Springer, Berlin Heidelberg New York Tokyo, S 181–186

60

20. Kasperczyk W, Rosocha SU, Borchers L, Oestern H-J, Bosch U (im Druck) Vergleichende, altersabhängige, biomechanische Belastungsuntersuchung der Kreuzbänder und der Patellarsehne. 53. Jahrestagung der Dt Gesellsch f Unfallheilkd, Berlin
21. Kennedy JC, Hawkins RJ, Willis RB, Danylchuk KD (1976) Tension studies of human knee ligaments: Yield point, ultimate failure, and disruption of the cruciate and tibial collateral ligaments. J Bone Joint Surg [Am] 58:350–355
22. Lembo R, Girgis FG, Marshall JL (1975) The antero-medial band (AMB) of the anterior cruciate ligament (ACL) – A linear and mathematical analysis. Anat Rec 181:409
23. Meglan D, Berme N, Zuelzer W, Colvin J (1987) Direct measurement of anterior cruciate ligament lengthening due to external loads (abstract). Workshop of the European Society of Biomechanics: Biomechanics of Human Knee Ligaments. University of Ulm, pp 31–33
24. Mendes DG, Iusim M, Angel D et al. (1985) Histologic pattern of biomechanic properties of the carbon fiber-augmented ligament tendon. A laboratory and clinical study. Clin Orthop 196:51–60
25. Noyes FR, Grood FS (1976) The strength of the anterior cruciate ligament in humans and rhesus monkeys. J Bone Joint Surg [Am] 58:1074–1082
26. Noyes FR, Torvic PJ, Hyde WB, De Lucas JL (1974) Biomechanics of ligament failure: II. An analysis of immobilization. Exercise, and reconditioning effects in primates. J Bone Joint Surg [Am] 56:1406–1418
27. Rauch G, Allzeit B, Gotzen L (1987) Tensile strength of the anterior cruciate ligament in dependence on age (abstract). Biomechanics of ligaments, Workshop of the ESB Ulm, p 24, Appendix
28. Renström P, Arms SW, Stanwyck TS, Johnson RJ, Pope MH (1986) Strain within the anterior cruciate ligament during hamstring and quadriceps activity. Am J Sports Med 14:83–87
29. Schmid RKA (1986) Experimentelle in-vitro Untersuchungen zur Biomechanik der Kniegelenksbänder. Dissertation, Ulm
30. Trent PS, Walker PS, Wolf B (1976) Ligament length, patterns strength and rotational axes of the knee joints. Clin Orthop 117:263–270
31. Wasmer G, Hagena F-W, Mittlmeier T, Bergmann M, Hofmann OO (1987) Cruciate ligament stability – Experimental comparison between healthy and arthrotic ligaments (abstract). Biomechanics of ligaments, Workshop of the ESB Ulm, p 25, Appendix
32. Wolter D, Burri C, Fitzer E, Hilbing G, Müller A, Rüter A (1978) Der alloplastische Ersatz des medialen Knieseitenbandes durch beschichtete Kohlenstoffasern. Unfallheilkunde 81:390–397
33. Woo SL-Y, Gomez NA, Seguchi Y, Endo CM, Akeson WH (1983) Measurement of mechanical properties of ligament substance from a bone-ligament-bone-preparation. J Orthop Res 1:22–29
34. Woo SL-Y, Hollis JM, Lyon R, Lin H-C, Marein J, Horibe S (1987) On the structural properties of the human anterior cruciate ligament-bone complex from young donors (abstract). Biomechanics of ligaments, Workshop of the ESB Ulm, p 23, Appendix
35. Wowk V, Sapega AA, Moyer AR, Schneck C (1989) The posterior "band" of the ACL: Does it function reciprocally with the central/anteromedial fivers? Trans Orthop Res Soc 191

IV. Grundlagen und Konzepte der Nachbehandlung

Adäquate Nachbehandlung operativ versorgter Kniebandverletzungen

J. Hassenpflug und W. Blauth

Orthopädische Universitätsklinik Kiel (Direktor Prof. Dr. med. W. Blauth),
Christian-Albrechts-Universität, Klaus-Rothe-Platz 4, W–2300 Kiel 1, Bundesrepublik Deutschland

Grundsatzfragen

Bandrekonstruktion und Nachbehandlung sollen die Funktion des Gelenkes möglichst umfassend wiederherstellen, ohne die durch die Operation erreichte primäre Bandstabilität zu gefährden, ohne eine allzu umfangreiche Muskelatrophie zuzulassen und ohne den Gelenkstoffwechsel über das Operationstrauma hinaus weiter zu stören.

Dabei ist eine Reihe von *Voraussetzungen* zu beachten: Fehlerhafte Vorgaben durch die Operation, wie z.B. gestörte Isometriebedingungen, unzureichende Primärspannung, ungenügende Dicke eines implantierten Bandes, scharfe Umlenkstellen oder ungenügende Verankerungsfestigkeit, können durch noch so gute Nachbehandlungsmaßnahmen nicht ausgeglichen werden. Die aktive Mitarbeit des Patienten, sein Verständnis für die Übungsverfahren und nicht zuletzt seine Motivation, durch sorgsam kontrollierte Aktivität seine Leistungsfähigkeit wieder zu steigern, sind wichtig. Besonders die Aufklärung über den Stellenwert einzelner Maßnahmen sowie eine harmonische Zusammenarbeit zwischen Arzt, Krankengymnast und Patient können nicht hoch genug eingeschätzt werden.

Im Mittelpunkt aller Konzepte steht das *rekonstruierte* oder *transplantierte Band*. Nach dem Einbau von *Kreuzbandprothesen* – wir haben damit keine Erfahrungen – ist wohl eine verhältnismäßig rasche Mobilisation anzustreben, da die Belastbarkeit lediglich durch die Festigkeit der Implantatverankerung begrenzt wird [4].

Bei *biologischen Transplantaten* muß man im Rahmen einer funktionellen Nachbehandlung Rücksicht auf das noch avitale Band und seine Einheilungs- und Umbauvorgänge nehmen. Man kann zwei grundsätzliche „*Philosophien*" unterscheiden: Zum einen die einer längeren und ununterbrochenen *Gelenkimmobilisation*, weil durch rasch einsetzende, zirkuläre Verwachsungen die Ernährung und sichere Einheilung des Implantats gefördert wird. Erst in einer 2. Phase wird die Gelenkbeweglichkeit wieder langsam frei geübt, wobei man sich einen günstigen Einfluß der Bewegungen auf die Ausrichtung der Fasern vorstellen kann. Mit einer längeren Immobilisation wächst aber zugleich die Gefahr von Ruheschäden an den knorpeligen Gelenkflächen [29, 31].

Hefte zur Unfallheilkunde, Heft 217
K. Weise/S. Weller (Hrsg.)
© Springer-Verlag Berlin Heidelberg 1991

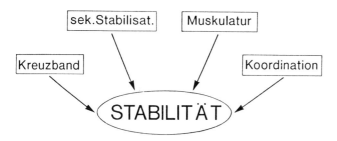

Abb. 1. Die funktionelle Stabilität des Kniegelenkes wird durch das Zusammenspiel verschiedener Systeme gewährleistet: Neben den passiven Führungselementen Kreuzband und zusätzlichen sekundären Stabilisatoren kommt eine wesentliche Aufgabe der Muskelkraft und der Koordination der verschiedenen Muskelgruppen zu

Im Gegensatz dazu steht das andere Extrem mit *Verzicht auf jede Form der Ruhigstellung.* Richtig implantiert, werde das Transplantat bei kontrollierten Beuge-Streck-Bewegungen nicht irritiert, ja seine Revitalisierung und die Ausrichtung der Fasern sei durch den funktionellen Reiz wesentlich verbessert.

Zwischen beiden Auffassungen liegt ein breites Spektrum von Behandlungsmöglichkeiten. Wann und in welcher Intensität sie eingesetzt werden, ist maßgeblich an biologischen Überlegungen zu orientieren und wird den persönlichen Erfahrungen anhand längerfristiger Kontrolluntersuchungen unterliegen. Bei der Vielzahl möglicher Varianten sollte man sich vergegenwärtigen, daß der Erfolg einer Kniebandplastik von unterschiedlichen Einflußgrößen bestimmt wird (Abb. 1). Einzelmaßnahmen dürfen in ihrer Bedeutung nicht überschätzt werden.

Zur Gliederung in überschaubare und der Belastbarkeit angepaßte Abschnitte wurden bekanntlich immer wieder *Phaseneinteilungen* angegeben, gekennzeichnet mit Begriffen wie Schutzphase, Aufbauphase, Aktivierungsphase und Trainingsphase. Bei starrer Berücksichtigung aller Erkenntnisse zur biologischen Einheilung müßte man wohl davon ausgehen, daß fast alle gegenwärtig üblichen Nachbehandlungsmaßnahmen verfrüht einsetzen, stehen doch die Revitalisierung und Festigkeitszunahme 6–12 Wochen postoperativ gerade erst in ihren Anfängen [1, 3, 11, 30]. Nur in der Überzeugung, daß das Transplantat nur dann überbeansprucht wird, wenn unkontrollierte, unphysiologische Belastungen stattfinden, nicht jedoch unter kontrollierten Übungsbedingungen, kann man sich zu einem aktiveren Vorgehen entschließen und z.B. etwa einen Mittelweg zwischen Ruhe und Bewegung einschlagen.

Ruhe und Bewegung

Am Ende der Operation wird das Bein meist in einer *Schiene* oder *Gipsschale* fixiert, um unkoordinierte schmerzhafte Bewegungen zu vermeiden und den Patienten gefahrlos aus dem Operationssaal auf die Station transportieren zu können.

Der *Winkel, in dem gelagert wird,* darf nicht zu einer Überdehnung des Implantats führen. Aus verschiedenen Untersuchungen ist bekannt, wie sehr der Spannungszustand des vorderen Kreuzbandes von der Wahl der Verankerungsorte bestimmt ist. Je weiter dorsal das Implantat z.B. am Femurkondylus inseriert wird, desto größer ist der Spannungsanstieg auf den letzten 20° der Streckung – bis hin zu einer Auslenkung von etwa 10 mm bei „over the top" geführten Transplantaten [21]. Man sollte deshalb das Auslenkungsverhalten und die Spannung des Implantats stets intraoperativ überprüfen. Unter der Voraussetzung isometrischer Bedingungen ist auch eine weitgehende Streckung ohne Gefahr für das Transplantat möglich. Wir haben daher seit regelmäßiger Benutzung unseres am Bandursprung sehr genau einsetzbaren Zielgeräts eine postoperative Beugung von bis zu 30° aufgegeben und lagern heute nur noch in ca. 15- bis 20°-Flexion und leichter Außenrotation, wobei der Tibiakopf nicht unterstützt wird. Wir glauben, daß dadurch die Gefahr eines längeren postoperativen Streckdefizits geringer wird. Nach Rekonstruktionen des hinteren Kreuzbandes bevorzugen wir eine geringfügig größere Beugestellung von etwa 30°. Der Tibiakopf sollte dabei in mittlerer Rotationsstellung nach vorne gehalten werden.

Andererseits wird von manchen Autoren angeführt, daß eine zu starke postoperative Streckstellung einer Verkürzung und Atrophie der Quadrizepsmuskulatur Vorschub leiste, so daß der günstigste Lagerungswinkel eher bei 60° liegen solle.

Selbstverständlich sollten in der frühen postoperativen Phase intraartikuläre *Redon-Drainagen* zur Ableitung des intraartikulären Blutergusses eingelegt werden. Zusätzlich ist ein Wärmeentzug durch *Kälte*behandlung zu empfehlen, der über eine Reduktion des Blutflusses und der Histaminausschüttung sowohl eine Hemmung von Entzündungsreaktionen als auch eine direkte Analgesie bewirken kann. Die Kälteanwendungen sollten in Intervallen erfolgen und die einzelnen Kältephasen nicht zu lange ausgedehnt werden, da nach Behandlungen von mehr als 30 min verstärkte reaktive Vasodilatationen mit Zunahme der Entzündungszeichen beobachtet wurden [39].

Durch Ruhe allein ist eine Wiederherstellung der Gelenkfunktion natürlich nicht zu erreichen. Ausgehend von den Beobachtungen Salters, daß Heilungsvorgänge und Trophik des Gelenks durch *Bewegung* verbessert werden, hat man die initiale Ruhephase Anfang der 80er Jahre mit dem Aufkommen motorisierter Übungsschienen zunehmend verkürzt [19, 26, 36]. Die „*continuous passive motion*" hilft, die positiven Effekte mechanischen Stresses auf die Bindegewebeheilung zu nutzen, gleichzeitig aber gefährliche Überlastungen der Implantate durch Muskelzug zu vermeiden.

Die Bauart der Motorschienen sollte an die Bewegungsachsen des Beines optimal angepaßt sein, um nicht z.B. durch Scherbewegungen, die mit zunehmender Beugung auf distalen Oberschenkel und proximalen Unterschenkel einwirken, die Bandführung zu belasten [10], was bei fehlerhafter Justierung oder bei den Schienen der ersten Generation v.a. für das hintere Kreuzband zutraf.

Die *Größe des Bewegungssektors* wird sowohl durch die subjektive Schmerzempfindung des Patienten als auch durch das Spannungsverhalten des implantierten Kreuzbandes begrenzt. Grundsätzlich können passive Bewegungen in einem Bereich erfolgen, der dem Patienten keine Beschwerden bereitet. Übereinstimmend mit der intraoperativen Isometrieprüfung wird in den meisten Mitteilungen ein anfänglicher Sektor zwischen 30 und 60° Beugung empfohlen (Abb. 2). Eine weitere Beugung wird vom Patienten erst nach einiger Zeit toleriert, ist für das Implantat jedoch ohne Probleme möglich. Eine weitere Streckung führt in der Regel zu einem Spannungsanstieg im Implantat. Auch nach etwa 10–12 Wochen ist in unseren Augen noch ein Streckdefizit von gut 10° erwünscht, um das Implantat nicht zu überlasten.

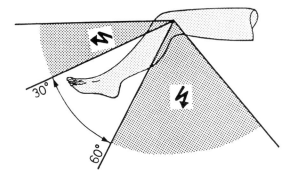

Abb. 2. Das anfängliche Bewegungsausmaß nach der Operation von etwa 60/30/0° Flexion/Extension wird v.a. durch den Spannungsanstieg bestimmt, der im Transplantat mit zunehmender Gelenkstreckung auftritt. Die Beugung kann weiter gesteigert werden. Auch 3 Monate postoperativ ist noch ein Streckdefizit von etwa 10° erwünscht

Eine passive Übungsbehandlung auf Motorschienen als alleinige Maßnahme ist nicht in der Lage, einmal eingetretene Verwachsungen und Verklebungen zu lösen. Die Bewegungsbehandlung sollte daher möglichst frühzeitig nach der Operation beginnen, in der Regel bald nach Entfernung der Redon-Drainagen. Motorschienen werden über die Bewegungsfunktion hinaus zur Wechsellagerung eingesetzt, indem man am Ende des Bewegungssektors jeweils Pausen von einigen Minuten einlegt.

Zwischen langdauernder Fixierung und vollständiger Freigabe des Gelenkes kann ein *sinnvoller Kompromiß* gefunden werden, indem man z.B. intermittierende Ruhigstellungsphasen mit Bewegungszeiten wechseln läßt. Dadurch kann theoretisch einerseits die Entstehung von Adhäsionen um das implantierte Band herum etwas gefördert und damit zu einer besseren Vaskularisation und Einheilung beigetragen werden, andererseits bleibt das funktionelle Defizit aufgrund kurzer Ruhigstellungsphasen gering. Dieses alternierende Konzept wurde bisher und wird gegenwärtig in der Orthopädischen Universitätsklinik Kiel zur postoperativen Weiterbehandlung nach Kapsel-Band-Rekonstruktionen angewendet.

Führungsorthesen

Unter dem Blickwinkel einer limitierten Freigabe des operierten Gelenks gewinnen auch *Führungsorthesen* an Bedeutung, bis hin zu dem Trend, gleich postoperativ das Bein in einer Schiene statt in einem Gips zu lagern. Die Schienen haben die Aufgabe, die Beweglichkeit kontrolliert und sektoriell freizugeben und unerwünschte Bewegungen zu begrenzen, ein Thema, das in den letzten Jahren zunehmend kontrovers diskutiert wurde. Grundsätzlich ist eigentlich zu fordern, die Bewegungsachse der Führungorthese dem Drehzentrum des Gelenkes weitgehend anzunähern (Abb. 3). Nach allem, was wir bis heute wissen, ist diese Forderung aus den verschiedensten Gründen kaum in die Realität umsetzbar. Man denke nur an die Schwierigkeiten, eine Orthese auf dem Weichteilmantel so zu fixieren und reproduzierbar wiederanzulegen, daß nicht schon beim Anlegen und auch später beim Bewegen Verschiebungen auftreten. Bei sehr starr geführten Orthesen können sogar zusätzliche Belastungen für das implantierte Kreuzband entstehen, es kann also das Gegenteil von dem eintreten, was angestrebt wurde. Eine Begrenzung des Bewegungsausschlages, wie sie zunächst erwünscht ist und dann im Laufe der Zeit abgebaut wird, kann wohl am gefahrlosesten durch Schienen erreicht werden, die verhältnismäßig weich gepolstert anliegen und Verschiebungen im Weichteilmantel ermöglichen. Das bedeutet andererseits, daß Orthesen

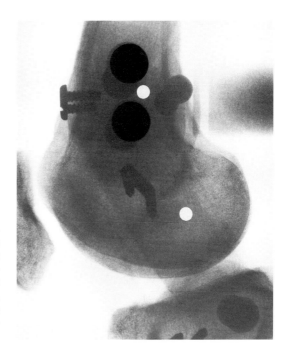

Abb. 3. Beispiel für eine fehlerhaft ange-
legte Führungsorthese. Das Drehzentrum
der Orthese (*oberer weißer Punkt*) liegt zu
hoch und stimmt nicht mit dem Drehzentrum des Kniegelenkes etwa im Zentrum
der dorsalen Kondylenkrümmung überein.
Durch die fehlerhafte Lage der Orthesen
können zusätzliche Belastungen der implantierten Bänder entstehen

kaum in der Lage sind, dem Gelenk gegen die Einwirkung von Muskelkräften oder gegen
äußere Belastungen zusätzliche Stabilität zu verleihen. Der Begriff „protection brace" ist
daher aus mechanischer Sicht äußerst fragwürdig.

Muskelkräftigung

Gelenke mit *gut trainierter Muskulatur* zeigen bei langfristigen Beobachtungen eine bessere Leistungsfähigkeit als solche mit schwach entwickelten aktiven Stabilisatoren. Eine
Minderung von Muskelquerschnitt und Masse besteht bei veralteten Instabilitäten häufig
schon vor der Operation. Durch das Operationstrauma und die postoperative Schonung
wird die Atrophie weiter verstärkt, da peri- und postoperative Schmerzen die maximal
mögliche Willkür-Kontraktion hemmen [5].

Die Atrophie betrifft v.a. die *Streckmuskulatur*, deren Kraftentfaltung normalerweise
– von Sportart zu Sportart verschieden – um etwa 1/3 größer ist als die der Beuger.
Übereinstimmend zeigen verschiedene Untersuchungen postoperativ sowie an instabilen,
nicht operierten Gelenken, daß die Quadrizepsmuskulatur in dieser Situation etwa gleich
kräftig ist wie die ischiokrurale Gruppe [18, 37].

Umfangmessungen – wie im Klinikalltag allgemein üblich – können allenfalls orientie-
rende Angaben zum Muskelstatus bieten. Es erscheint sinnvoll, die Muskelkraft direkt zu
messen, zum Schutz des Implantats allerdings nicht in den ersten 3–4 Monaten nach der
Operation [5, 32].

Neben der Verschiebung der Kraftrelation geht die Muskelatrophie mit einer charakteristischen *Änderung im Faseraufbau* der Muskeln einher. Immobilisationsschäden mit

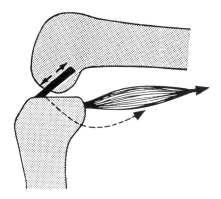

Abb. 4. Durch „Spannungsfühler" im vorderen Kreuzband wird über einen Reflexbogen die ischiokrurale Muskulatur aktiviert. Besonders bei endgradiger Streckung führt diese Mitaktivierung der Kniebeuger zu einem Schutzmechanismus für das vordere Kreuzband

ultrastrukturellen Veränderungen treten in den Kniestreckern zuerst bei den langsam kontrahierenden, oxidativ arbeitenden Tonusfasern vom Typ 1 auf, während die schnellen, überwiegend anaerob arbeitenden Muskelfasern vom Typ 2 kaum Veränderungen zeigen [17, 37]. Aus verschiedenen Untersuchungen wissen wir, daß die normale Verteilung der Fasertypen und damit auch eine verbesserte Dauerleistungsfähigkeit durch niederfrequente Elektrostimulation und gleichzeitiges Muskeltraining wohl besser wiederhergestellt werden können als durch aktives Training allein [23, 27]. Die muskuläre Steuerung ist nach Kreuzbandverletzungen besonders wichtig, da *propriozeptive Signale* zur reflexartigen Aktivierung der ischiokruralen Muskulatur nach Verlust eines wesentlichen Sensors fehlen [38]. Normalerweise bewirkt dieser Reflexbogen bei endgradiger Streckung eine Mitaktivierung der ischiokruralen Muskulatur (Abb. 4) – eine Art Schutzmechanismus für das vordere Kreuzband [12, 15]. Bei instabilen Gelenken führen pathologische Verschiebungen der Gelenkpartner aufgrund der lockeren Kapselverhältnisse jedoch erst zu einem verspäteten Spannungsanstieg, so daß auch die außerhalb des Kreuzbands entstehenden afferenten Signale zur muskulären Koordination gestört sind [28].

Das aktive Muskeltraining sollte bei veralteten Kapselbandverletzungen bereits vor der Operation beginnenm, um die *neuromuskuläre Koordination* zu verbessern und so die postoperative Übungsbehandlung zu erleichtern. Wir beobachten nämlich in der Nachbehandlung immer wieder, daß eine willkürliche, aktive Muskelanspannung erst wieder eingeübt und gebahnt werden muß. Dazu kann bereits während der initialen postoperativen Ruhephase die nicht operierte Gegenseite aktiv beübt werden, um durch den sog. Crossing-over-Effekt das operierte Bein positiv zu beeinflussen [13, 16].

Beim Muskeltraining ist eine Reihe *biomechanischer Besonderheiten* zu beachten: Abhängig vom Beugewinkel bewirken die Oberschenkelmuskeln nämlich auch *Translationen des Tibiakopfes* nach vorne oder hinten. Besonder der M. quadriceps ist etwa zwischen 0- und 60°-Beugung ein Antagonist des vorderen Kreuzbandes [2, 14, 22, 40]. Das Lig. patellae als gemeinsame Endstrecke der Quadrizepsmuskulatur verläuft nämlich in Streckstellung relativ zur Tibialängsachse schräg nach vorne, während es bei stärkerer Beugung nach hinten weist, wie auf Röntgenpausen belasteter Gelenke zu erkennen (Abb. 5). So entstehen bei Quadrizepsanpassung entsprechende Kraftvektoren nach vorne oder hinten.

Auch bei gleichzeitiger isometrischer Kontraktion von Beugern und Streckern wirken bei geringen Beugewinkeln Schubladenbelastungen nach vorne, während die ischiokrurale

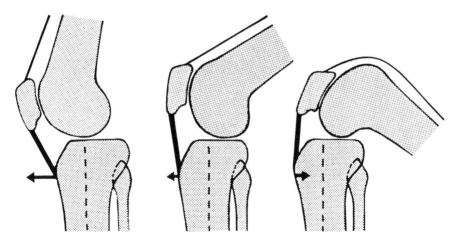

Abb. 5. Röntgenpausen des Kniegelenkes im belasteten Einbeinstand bei verschiedenen Beugestellungen. Bei Streckung und leichter Gelenkbeugung ist das Lig. patellae als gemeinsame Endsteckung der Quadrizepsmuskulatur nach vorne gerichtet. Bei Anspannung der Quadrizepsmuskulatur wirken auf den Schienbeinkopf translatorische Komponenten nach vorne. Erst bei stärkerer Kniebeugung wird der M. quadriceps über das nach hinten verlaufende Lig. patellae zum Antagonist des vorderen Kreuzbandes

Muskulatur über den gesamten Bewegungssektor synergistisch zum vorderen Kreuzband arbeitet [6, 35].

Sofern diese experimentellen Befunde und theoretischen Gedanken auf die Verhältnisse am Lebenden übertragen werden können, sollten isolierte Anspannungen der Quadrizepsmuskulatur erst erlaubt werden, wenn sie in einer Beugestellung durchgeführt werden, in der keine Translationskräfte mehr zu befürchten sind, also oberhalb von etwa 50°, allerdings um den Preis verstärkter Belastungen des Patellofemoralgelenks.

Es ist bis heute offen, welchen Belastungen das implantierte Kreuzband bei einer Übungsbehandlung tatsächlich unterworfen ist. Im Gegensatz zu experimentell theoretischen Untersuchungen ist das operierte Gelenk von einem *Weichteilmantel* umgeben, der nach einer ausgedehnten Arthrotomie durch zunehmende narbige Verklebungs- und Heilungsvoränge zumindest in den ersten postoperativen Monaten auch Führungsaufgaben für das Kniegelenk übernehmen kann. Unter diesen Bedingungen ist es denkbar, daß bei kontrolliert durchgeführter, gleichzeitiger Anspannung von ischiokruraler und Streckmuskulatur die sekundären Stabilisatoren dem Gelenk so viel Halt geben, daß das implantierte Band nicht gefährdet wird, insbesondere vor dem Hintergrund, daß die Strecke postoperativ ja ohnehin relativ schwächer ist.

Isometrische Kontraktionen unter *statischen* Bedingungen ohne Bewegungsausschlag stehen neben verschiedenen *dynamischen* Trainingsformen, die in letzter Zeit zunehmend differenzierter eingesetzt werden. Isometrische Belastungen sollten mehrmals täglich etwa 60% der Maximalkraft erreichen, um eine tatsächliche Querschnittszunahme der Muskeln zu bewirken. Orientiert man sich an der Entfernungsänderung zwischen Ansatz und Ursprung einer Muskelgruppe, so bezeichnet der Begriff einer *„konzentrischen"* Kontrak-

tion die Verkürzung eines Agonisten, z.B. etwa der Quadrizepsmuskulatur bei der Kniestreckung. Demgegenüber beschreibt eine „exzentrische" Muskelaktion den Widerstand
gegen eine von außen einwirkende Dehung, am Knie etwa die Quadrizepsanspannung beim
Beugen des belasteten Gelenks, z.B. bei der Landung nach einem Sprung. Die Muskulatur
wird bei exzentrischen Trainingsformen stärker belastet als bei konzentrischen.

Die planvolle Abfolge der verschiedenen Trainingsarten der Muskulatur ist v.a. durch die
Belastbarkeit des Transplantats sowie unmittelbar postoperativ durch die geringe Beweglichkeit und die Wundschmerzen vorgegeben. In dieser Phase sollten besonders isometrische Übungen durchgeführt werden, die eher die ischiokrurale als die Quadrizepsmukulatur
oder beide Gruppen gleichzeitig betreffen sollten. Bereits früh ist ein leichtes assistives
Training von Beugern und Streckern unter Abnahme der Eigenschwere möglich. Mit fortschreitender Wundheilung und zunehmender Festigkeit der periartikulären Narben kann
die Trainingsintensität weiter gesteigert und außerdem mit sog. isokinetischen Übungen
auf einem Cybexgerät begonnen werden. Die Belastung ist dabei der Leistungsfähigkeit
der Muskulatur in jeder Beugestellung angepaßt, da der Widerstand als variable Reaktion
auf die von Patienten erzeugte Muskelkraft entsteht. Ähnliche Belastungsverhältnisse findet man im Bewegungsbad. Später, wenn die Beugefähigkeit den rechten Winkel deutlich
übersteigt, kann zusätzlich mit einem Trainingsprogramm auf dem Standfahrrad begonnen
werden. Mit fortschreitender Rehabilitation sind dann auch Behandlungen auf sogenannten
Synchrongeräten möglich, bei denen der Widerstand auf das Drehmoment des trainierten
Muskels über den gesamten Bewegungssektor hinweg abgestimmt ist, evtl. auch sorgfältig
dosierte exzentrische Belastungen, z.B. in Form vorsichtiger Sprungübungen.

Die allmähliche Steigerung sportlicher Aktivität beginnt mit einem leichten Lauftraining
in der Ebene ohne abrupte Richtungswechsel. Weitere Steigerungen sollten in Abhängigkeit
von der Stabilität des Gelenkes erst nach annähernder Wiederherstellung der Muskelkraft
erfolgen. Wir raten unseren Patienten für mindestens 1–1 1/2 Jahre nach der Operation davon ab, an Mannschaftsballsportarten teilzunehmen, da es dabei bekanntlich immer wieder
zu sehr plötzlichen äußeren Gewalteinwirkungen kommt, deren Geschwindigkeit durch den
Gegenspieler diktiert wird und auf die sich die Patienten dann nicht schnell genug mit einer aktiven Muskelgegenspannung einstellen können. Zwischen der Dehnung der passiven
Stabilisatoren und der Aktivierung der Muskulatur liegt eine Latenzzeit von ca. 1/8–1/4 s.
In dieser Zeit kann es jedoch durch äußere Kräfte bereits zu einer weiteren Läsion des
Bandapparates gekommen sein [33].

Eigene Ergebnisse

Von 207 Plastiken des vorderen Kreuzbandes wurden 176 Gelenke (75%) 1–8 Jahre nach
der Operation kontrolliert. Bei allen Patienten wurde das vordere Kreuzband durch autogene Transplantate aus der Quadrizepssehne ersetzt und extraartikulär zusätzlich eine
Umlenkung des Tractus iliotibialis nach Ellison vorgenommen [7, 20].

Von denjenigen 83 Patienten, deren Operationen am längsten zurückliegen, wurden 73
ausschließlich mit autologen Transplantaten versorgt. Alle diese Gelenke wurden postoperativ etwa 6 Wochen im Oberschenkelliegegips ruhiggestellt, anschließend langsam mobilisiert und bis zu 9 Monaten mit Orthesen versorgt.

Bei einer 2. Gruppe von 92 Gelenken wurde der Kreuzbandersatz in 90 Fällen zusätzlich mit resorbierbaren Kunstbändern (PDS) augmentiert [9], dann erfolgte intermittierende frühfunktionelle Behandlung: in den ersten beiden postoperativen Wochen zunächst Bewegung auf der Motorschiene und beginnendes isometrisches Training, dann vorübergehende Gipsfixation höchstens 2 Wochen lang und weitere Übungsbehandlungen unter stationären Bedingungen. Hinsichtlich Verletzungsmuster, operativer Versorgung, Altersverteilung usw. besteht zwischen beiden Gruppen weitgehende Übereinstimmung.

Die Häufigkeit schwerwiegender Fehlschläge, wie positiver Pivot-shift- oder Lachman-Zeichen von ++ ist in der frühfunktionell behandelten Gruppe eher geringer als in der Ruhigstellungsgruppe (Tabelle 1). Eine frühfunktionelle Behandlung ist also ohne Einbußen an Stabilität möglich.

Tabelle 1. Stabilität bei der klinischen Untersuchung und subjektive Angaben des Wegknickens im operierten Gelenk bei Patienten mit frühfunktioneller Behandlung und mit 6wöchiger Immobilisation. Von den 83 immobilisierten Gelenken waren 73 ausschließlich mit autologen Plastiken versorgt worden, 10 zusätzlich mit PDS augmentiert. Von den 93 frühfunktionell behandelten Gelenken wurden alle bis auf 2 Plastiken augmentiert

	Frühfunktionell (n = 93)	Gips (n = 83)
Lachman 0	24	26
+	62	51
++	6	5
Pivot shift +	1	3
Giving way +	5	6

Schlußfolgerungen

Die postoperative Weiterbehandlung nach Kapsel-Band-Rekonstruktionen am Kniegelenk soll die funktionelle Leistungsfähigkeit des Gelenkes wieder aufbauen. Der differenzierte Einsatz von physikalischen Anwendungen, krankengymnastischen Übungen und weiteren Trainingsformen ist an der Belastbarkeit der operativ versorgten Bandstrukturen zu orientieren. Zwischen der erforderlichen Ruhe zur ungestörten Einheilung des Transplantats und den positiven Auswirkungen funktioneller Behandlungsverfahren muß ein sinnvoller Kompromiß angestrebt werden.

Nach anfänglicher kurzfristiger Ruhe kann frühzeitig mit Wechsellagerungen und passiven Bewegungen des Gelenkes begonnen werden. Die allmähliche Freigabe des Bewegungssektors läßt sich durch Führungsorthesen kontrollieren. Die Kräftigung der Muskulatur beginnt mit isometrischen Anspannungen, insbesondere der synergistisch zum vorderen Kreuzband wirkenden Kniebeuger. Bei allen aktiven Trainingsformen ist zu berücksichtigen, daß die Quadrizepsmuskulatur mit zunehmender Gelenkstreckung zum Gegenspieler des vorderen Kreuzbandes wird. Über gut dosierbare isokinetische Übungen kann die Muskelkräftigung bis hin zum allmählichen Beginn exzentrischen Trainings und sportlicher Aktivitäten weiter ausgebaut werden. Auf kreuzbandbelastende Sportarten mit häufigen Richtungswechseln und aggressiven Gegnerkontakten sollte zunächst verzichtet werden.

Im Ausblick auf künftige Entwicklungen ist eine weitere Optimierung der operativen Voraussetzungen, etwa durch Verringerung des Operationstraumas wünschenswert. Verzögert resorbierbare Implantatmaterialien könnten dazu beitragen, die initiale Stabilitätslücke beim Umbau biologischer Transplantate zu überbrücken und so eine risikoärmere frühest-funktionelle Belastung zu ermöglichen. Über theoretische Grundlagenuntersuchungen hinaus können nur langfristige klinische Beobachtungen ohne große Dunkelziffer über den tatsächlichen Stellenwert unterschiedlicher Behandlungsverfahren Aufschluß geben. Insofern bleibt es weiterhin unsere Aufgabe, die Ergebnisse von Operation und Nachbehandlung sorgfältig zu dokumentieren und auszuwerten. Objektivierbare Verfahren zur Erfolgskontrolle, etwa von Stabilität, Funktion, Muskelkraft und sekundär degenerativen Veränderungen, würden die Vergleichbarkeit der Ergebnisse verbessern.

Literatur

1. Amiel D, Kleiner JP, Roux RD, Harwood FL, Akeson WH (1986) The phenomenon of "ligamentization": anterior cruciate ligament reconstruction with autogenous patellar tendon. J Orthop Res 4:162–172
2. Arms SW, Pope MH, Johnson RJ, Fischer RA, Arvidsson I, Erikson E (1984) The biomechanics of anterior cruciate ligament rehabilitation and reconstruction. Am J Sports Med 12:8–18
3. Arnoczky SP, Tarvin GB, Marshall JL (1982) Anterior cruciate replacement using patellar tendon. J Bone J Surg [Am] 64:217–223
4. Arnovzky SP, Torzilli PA, Warren RF, Allen AA (1988) Biologic fixation of ligament prostheses and augmentations. Am J Sports Med 16:106–112
5. Arvidsson I, Eriksson E (1988) Counteracting muscle athrophy after ACL injury: Scientific bases for a rehabilitation program. In: Feagin JR (ed) The crucial ligaments. Livingstone, London New York Edingburgh Melbourne, pp 451–464
6. Baratta R, Solomonow M, Zhou BH, Letson D, Chuinard R, D'Ambrosia R (1987) Muscular coactivation, the role of the antagonist musculature in maintaining knee stability. Am J Sports Med 16:113–122
7. Blauth W (1984) Die zweizügelige Ersatzplastik des vorderen Kreuzbandes aus der Quadrizepssehne. Unfallheilkunde 87:45
8. Blauth W, Hassenpflug J (1983) Die Ersatzplastik des vorderen Kreuzbandes durch ein Transplantat aus der Quadrizepssehne. Z Orthop 121:479
9. Blauth W, Hassenpflug J (1985) Gedanken zur Kreuzbandrekonstruktion unter besonderer Berücksichtigung von synthetischem Ersatzmaterial. Unfallchirurg 88:118–125
10. Blauth W, Zander S, Vogiatzis M (1987) Motorisierte Knieübungsschienen – Anmerkungen zur Konstruktion. Unfallchirurg 90:421–427
11. Clancy WG, Narechania RG, Rosenberg TD, Gmeiner JG, Wisnefske DD, Lange TA (1981) Anterior and posterior cruciate ligament reconstruction in rhesus monkeys. J Bone Joint Surg [Am] 63:1270–1284
12. Draganich LF, Jaeger RJ, Kralj AR (1989) Coactivation of the hamstrings and quadriceps during extension of the knee. J Bone Joint Surg [Am] 71:1075–1081
13. Garbe G (1986) Frühfunktionelles Muskeltraining nach Kniebandrekonstruktionen in begrenzten Bewegungsmustern. Orthop Prax 10:622–625
14. Grood ES, Suntay WJ, Noyes FR, Butler DL (1984) Biomechanics of the knee-extension exercise. J Bone Joint Surg [Am] 66:725–734
15. Grüber J, Wolter D, Lierse W (1986) Der vordere Kreuzbandreflex (LCA-REflex). Unfallchirurg 89:551–554
16. Gußbacher A (1988) Das Muskelaufbautraining zur aktiven Gelenkstabilisation nach Kniegelenksverletzungen und -operationen. Orthop Praxis 10:626–629

17. Häggmark T, Jansson E, Eriksson (1981) Fiber type and metabolic potential of the thigh muscle in man after knee surgery and immobilization. Int J Sports Med 2:12–17

18. Haller W, Gradinger R, Flock K (1986) Cybex II-kontrollierte 3-Phasenrehabilitation nach vorderen Kreuzbandplastiken des Kniegelenkes. Orthop Prax 10:630–632

19. Hamilton HW, Hoffman DV, Morris JS, Porter JS (1988) Continuous passive motion in postoperative knee rehabilitation. In: Feagin JA (ed) The crucial ligaments. Livingstone, New York Edingburgh London Melbourne, pp 465–470

20. Hassenpflug J, Schmidt M (1983) Kreuzbandersatz aus der Quadrizepssehne. In: Rahmanzadeh R, Faensen M (Hrsg) Bandverletzungen am Schulter-, Knie- und Sprunggelenk. I. Steglitzer Unfalltagung, Juni 1982. Schnetztor, Konstanz, S 171–175

21. Hassenpflug J, Blauth W, Rose D (1985) Zum Spannungsverhalten von Transplantaten zum Ersatz des vorderen Kreuzbandes. Unfallchirurg 88:151–158

22. Henning CE, Lynch MA, Glick KR (1985) An in vivo strain gage study of elongation of the anterior cruciate ligament. Am J Sports Med 13:22–26

23. Howald H (1982) Training-induced morphological and funktional changes in skeletal muscle. Int J Sports Med 3:1–12

24. Jäger M (1973) Abgrenzungen und Möglichkeiten der Wiederherstellung des Band- und Streckapparates des Kniegelenkes mit homologen Gewebsimplantaten. Z Orthop 111:375–377

25. Lobenhoffer P, Blauth M, Tscherne H (1988) Resorbierbare Augmentationsplastik und funktionelle Nachbehandlung bei frischer vorderer Kreuzbandruptur. Z Orthop 126

26. Neusel E, Niethard FU (1990) "Continuous passive motion" in der Behandlung nach Kniegelenksoperationen. Krankengymnastik 42:11–15

27. Nix WA (1989) Zum Wandel motorischer Einheiten bei Änderung des Aktivitätsmusters durch elektrische Reizung – Elektrostimulation und ihre klinischen Einsatzmöglichkeiten. Fortschr Neurol Psychiatr 57:94–106

28. Noack W, Scharf HP (1987) Aktueller Stand in der Therapie der vorderen Kreuzbandverletzungen. Sportverletzung Sportschaden 1:13–19

29. Noyes FR (1977) Functional properties of knee ligaments and alterations induced by immobilization. Clin Orthop 123:210–242

30. Noyes FR, Butler DL, Grood ES, Zernicke RF, Hefzy MS (1984) Biomechanical analysis of human ligament grafts used in knee-ligament repairs and reconstructions. J Bone Joint Surg [Am] 66:344–352

31. Ogata K, Whiteside LA, Andersen DA (1980) The intraarticular effect of various postoperative managements following knee ligament repair. Clin Orthop 150:271–276

32. Petersen J (1990) Rehabilitation und Dokumentation nach Kreuzbandverletzungen. Krankengymnastik 42:15–24

33. Pope MH, Johnson RJ, Brown DW, Tighe C (1979) The role of the musculature in injuries to the medial collateral ligament. J Bone Joint Surg [Am] 61:398–402

34. Refior HJ (1973) Die Brückner-Plastik zum Ersatz veralteter vorderer Kreuzbandrupturen – Technik und Ergebnisse. Z Orthop 111:372–375

35. Renström P, Arms SW, Stanwyck TS, Johnson RJ, Pope MH (1986) Strain within the anterior cruciate ligament during hamstring and quadriceps activity. Am J Sports Med 14:83–87

36. Saltern RB, Simmonds DF, Malcolm BW, Rumble EJ, Macmichael D, Clements ND (1980) The biological effect of continuous passive motion on the healing of full-thickness defects in articular cartilage. J Bone Joint Surg [Am] 62:1232–1251

37. Scharf HP, Noack W (1987) Die Bedeutung isokinetischer Kraftmessung in Sport und Rehabilitation. Sportverletzung Sportschaden 3:142–149

38. Schutte MJ, Dabezies EJ, Zimny ML, Happel LT (1987) Neural anatomy of the human anterior cruciate ligament. J Bone Joint Surg [Am] 69:243–247

39. Stanish WD, Curwin S (1988) Special techniques in rehabilitation. In: Feagin JA (ed) The crucial ligaments. Livingstone, New York Edingburgh London Melbourne, pp 483–491

40. Steadman JR (1983) Rehabilitation of acute injuries of the anterior cruciate ligament. Clin Orthop 172:129–132

72

Nachbehandlung: das Berliner Modell

P. Hertel[1], E. Lais[2] und M. Bernard[2]

[1] Martin-Luther-Krankenhaus, Unfallchirurgische Abteilung, Caspar-Theyß-Str. 27,
W–1000 Berlin 33, Bundesrepublik Deutschland
[2] Universitätsklinikum Rudolf Virchow, Abteilung Unfallchirurgie, Augustenburger Platz 1,
W–1000 Berlin 65, Bundesrepublik Deutschland

Die Indikation zur operativen Behandlung von Kniebandverletzungen wird kontrovers beurteilt. Isolierte Verletzungen des Innenbandes, des Außenbandes sowie des hinteren Kreuzbandes werden mit gutem Erfolg auch konservativ behandelt [5, 6, 9, 15].

Bei der Ruptur des vorderen Kreubandes entscheiden der Grad der Instabilität und die funktionellen Bedürfnisse und Wünsche des Patienten mit über die Operationsindikation. Kombinationsverletzungen müssen differenziert betrachtet werden. Die peripheren Kapsel-Band-Verletzungen werden als Begleitverletzungen von Kreuzbandverletzungen in der Regel nur dann operativ versorgt, wenn eine gröbere Instabilität (gerade mediale bzw. gerade laterale Instabilität) vorhanden ist. Bei geringer Instabiltität wird die periphere Kapsel-Band-Verletzung nicht operativ behandelt.

In der Nachbehandlung operativ versorgter Kniebandverletzungen findet der frühfunktionelle Gesichtspunkt mehr und mehr Beachtung [1, 13]. Funktionelle Behandlung bedeutet geschützte Bewegungsbehandlung bei Entlastung bzw. frühzeitiger Belastung. Die Bedingungen für eine postoperativ funktionelle Behandlung sind folgende: Die Fixation der Bänder muß sicher sein; Nähte dürfen nicht ausreißen bzw. an Festigkeit verlieren: Schrauben mit Fixationskrallen dürfen das Band nicht weggleiten lassen; knöcherne Bandfixationen müssen bis zur Knochenheilung sicher bleiben.

Bei der früher üblichen Gipsbehandlung spielten diese Fragen keine wesentliche Rolle. da die Bandversorgung extern durch einen Gips abgesichert war und bis auf Rotationskräfte (die durch Entlastung vermieden wurden) keine Einwirkungen auf den Operationssitus zu befürchten waren.

Die Ligamentforschung [2, 15] hat gezeigt, daß ein funktioneller Reiz zur Beschleunigung der Restabilisierung und qualitativen Verbesserung der Faserstrukturen führt. Hingegen konnten Noyes et al. [13] am vorderen Kreuband experimentell keine verbesserte Festigkeit nach einer funktionellen Therapie messen. Jedoch ist aus vielen anderen Gründen (frühere Gelenkbeweglichkeit, Thromboseprophylaxe, Möglichkeit der physikalischen und Elektrotherapie) eine frühzeitige funktionelle Behandlung nach Nahtversorgung von Kniebandverletzungen erstrebenswert.

Die Festigkeit einer Nahtversorgung ist am Kniebandapparat bei Verletzungen nicht geprüft worden. Aus der Handchirurgie sind bei Sehnennähten Werte bis zu 22 kg bekannt [4]. Die von Marshall et al. [11, 14] angegebene Verankerungstechnik ist (ohne die Schlingenfixation wie bei der Kirchmayr-Technik) möglicherweise trotz mehrfacher Nahtführung zu unsicher. In eigenen Versuchen hat sich bei frischer Kreuzbandruptur eine Verankerungsfestigkeit von nur ca. 10 kg gezeigt (5 Marshall-U-Nähte).

Die Dauerfestigkeit der Nahtverankerung ist bei resorbierbaren Materialien problematisch. Resorbierbares Nahtmaterial verliert innerhalb von 2–4 Wochen die Hälfte seiner

Festigkeit. Aus Sicherheitsgründen bleibt heute nur die Möglichkeit, bei wichtigen Verankerungsnähten nichtresorbierbares Nahtmaterial zu verwenden.

Augmentationen der Nähte mit Kordeln aus resorbierbarem Material haben dieselben Nachteile und sollten nicht verwendet werden. Nicht resorbierbare schmale heterologe Augmentationsmaterialien stellen einen möglichen Weg zur Absicherung der postoperativen Übungsstabilität dar, jedoch ist das Problem der unerwünschten zu starken und zu langen Streßprotektion des Originalbandes noch nicht gelöst.

Die Kräfte, die im täglichen Leben bei der normalen Belastung eines Kniebandes auftreten, sind aus naheliegenden Gründen nicht zu messen. Noyes et al. [12] führen aus, daß für die normale funktionelle Nachbehandlung 20–70 kg Zugfestigkeit notwendig seien. Dieser Wert erscheint sehr hoch. Sichere bzw. gefährdete Bewegungsareale lassen sich experimentell nachweisen: Bei belastungsfreier Bewegung lockert sich das vordere Kreuzband in Beugung, das hintere Kreuzband in Strecknähe. Das Innenband ist in allen Beugestellungen gegen Außenrotation gefährdet [7]. Trittbelastung und Quadrizepsanspannung zwischen 0 und 40° führen zu einer vorderen Translation des Tibiakopfes, deren Kraftkomponenten ebenfalls noch nicht gemessen sind. Diese Überlegungen gehen in Therapiekonzepte ein.

Innenbandverletzungen und Außenbandverletzungen

Diese Verletzungen werden nur bei Kombinationsverletzungen operativ behandelt, bei isolierten Verletzungen wird eher ein konservatives Vorgehen gewählt. Schraubenrefixationen bei Ansatzausrissen sind als sicherer anzusehen als Nähte, besonders bei langstreckigen Auffaserungen. Das Knie wird postoperativ in leichter Anwinkelung in einer abnehmbaren Schiene ruhiggestellt, die zu täglichen Bewegungsübungen bis zu einem langsam gesteigerten Ausmaß von 0-0-90° und zur Kryotherapie abgenommen wird. Die Bewegungsübungen sollen stündlich mehrere Minuten lang wiederholt werden. Quadrizepsübungen und Kraulschwimmen begleiten die Behandlung. Zunehmende Belastung ist ab der 2. Woche erlaubt, wobei Rotationsbewegungen und die Überstreckung vermieden werden müssen. Nach 6 Wochen können Radfahren und leichtes Dauerlaufen wieder aufgenommen werden.

Vordere Eminentiaausrisse

Diese Verletzungen werden mit einer arthroskopischen Methode refixiert [8] und 6 Wochen im Gipstutor in 10°-Beugestellung bei Teilbelastung von 10 kg ruhiggestellt. Bei kooperativen Patienten kann auch eine abnehmbare Schiene zur Bewegungstherapie in einem Bereich von 0-10-90° benutzt werden.

Ruptur des vorderen Kreuzbandes

Diese werden in der Regel primär durch eine osteoligamentäre Ersatzplastik mit dem medialen Drittel des Lig. patellae versorgt, da es sich in den meisten Fällen um intraligamentäre mehrstufige Verletzungen handelt (Abb.1a–c).

Das mediale Lig. patellae wird in einer Breite von ca. 1 cm mit speziell zugerichteten Knochenblöcken aus der Patellavorderseite und der Tuberositas tibiae entnommen. Der

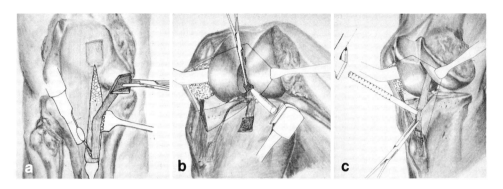

Abb. 1a–c. Technik der stabilen Verblockungstechnik mit dem medialen Lig. patellae. Der längliche Knochenblock aus der Tuberositas tibiae wird femoral eingebolzt, der flache Block aus der Kniescheibe wird unter leichter Ligamentspannung im Tibiakopf verklemmt. Distal können bei Bedarf 1–2 Schrauben verwendet werden

Hoffa-Fettkörper wird vom medialen Retinakulum abpräpariert und zur Seite gehalten. Die flottierenden Fasern des vorderen Kreuzbandes werden bis zum proximalen und distalen Ansatz reseziert. Am proximalen Ansatz wird eine 9-mm-Bohrung bei 120°-Kniebeugung angebracht. Die Bohrung verläuft parallel zum Tibiaplateau direkt am medialen Femurkondylus vorbei. Tibial wird von der Entnahmestelle an der Tuberositas eine 6-mm-Bohrung zum distalen anatomischen Ansatz des vorderen Kreuzbandes eingebracht, über der ein dreieckförmiges Knochensegment mit der Oszillationssäge herausgetrennt wird. Die Kanten werden abgerundet. Das Transplantat wird mit seinem tibialen Knochenblock nun fest in die femorale Bohrung impaktiert, nachdem der Durchmesser des Knochenblockes mit Hilfe einer Lüer-Knochenstanze und einer Schablone auf 9,5 mm gebracht wurde. Der ligamentäre Anteil kommt dabei parallel und nahe zum Tibiaplateau zu liegen. Das Knie wird nun in 10°-Beugestellung gebracht. Das Transplantat wird in die Knochenrinne eingeführt und der patellare Knochenblock unter leichter Spannung in einen Meißelschlitz in Höhe der Tuberositas tibiae eingetrieben. Das zuvor entnommene dreieckförmige Segment des Tibiakopfes wird mit Nähten über dem Transplantat fixiert. Die Ausrißkräfte des Transplantates betragen in Richtung des Verlaufs des vorderen Kreuzbandes proximal ca. 70 kg, distal ca. 20 kg.

Diese schraubenfreie Fixation ermöglicht eine sofortige Bewegungstherapie, die sich in der in den Tabellen 1 und 2 angegebenen Weise abspielt. Die Belastung wird von Entlastung in den ersten Tagen schnell auf die Höhe des halben Körpergewichtes gesteigert. Ab dem 4. Tag wird täglich mehrmals die Bewegungsschiene angewendet, Streckung wird bis 0° erlaubt. Eine limitierte Bewegungsschiene wird nicht verordnet. Die abnehmbare Schiene wird im wesentlichen nur zur Mobilisierung angelegt. Sie kann später nachts abgenommen werden. Die aktiven und passiven Übungen werden durch das gesunde Bein unterstützt (Abb. 2 und 3).

Tabelle 1. Therapieplan bei Plastik des vorderen Kreuzbandes

2. Tag:	Entfernung der Redon-Drainage
3./4. Tag:	3mal motorische Bewegungsschiene, Steigerung auf 0-10-90° bzw. 0-0-90°, dabei Auflegen eines Kühlbeutels. Isometrische Oberschenkelbeugerübungen („hamstrings") bei ca. 60°. Aktive Streckung bis ca. 50°, weitere Streckung passiv (Schwerekraft, gesundes Bein). Teilbelastung 10–20 kg
12. Tag	Fäden entfernen Gipstutot durch Mecronschiene ersetzen, Schiene jede Stunde abnehmen, 1 Viertelstunde Bewegungsübungen 0-0-90° Beugertraining isometrisch oder dynamisch-konzentrisch, aktive Streckung bis ca. 50°, weitere Streckung passiv, dann 10 min Kühlbehandlung Elektrotherapie für Beuger und Strecker, zunehmende Belastung bis zum halben Körpergewicht
4. Woche:	Beugung steigern Bewegungsbad mit Kraulbeinschlag 3mal pro Woche Fahrradergometer ohne Trittbelastung 3mal pro Woche Elektrotherapie, Kühlung, Muskeltraining Teilbelastung halbes Körpergewicht
7. Woche	Vollbelastung, Schiene weglassen Radfahren ohne Trittbelastung Schwimmen (Kraulschlag)
13. Woche:	Dauerlauf und Fahrrad mit Trittbelastung
13. Monat:	Ballspiele

Tabelle 2. Verordnungen und Heilmittel

Verordnungen
Krankengymnastik
Elektrotherapie, z.B. Rechteckwechselstrom 2500 Hz, 35–45 mA,
Impuls 0,15 ms–10 s, 50 s Pause, 10mal wiederholen,
Dauer 10 min
Bewegungsbad

Heilmittel
Unterarmgehstützen
Mecronschiene
Kühlbeutel (genügend groß, ca. 42 × 21 cm)

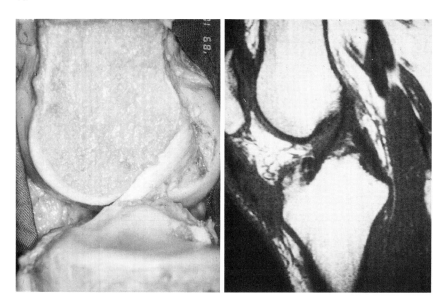

Abb. 2. Die Bandrekonstruktion ähnelt im Experiment und im NMR nach klinischer Ersatzplastik der normalen Anatomie

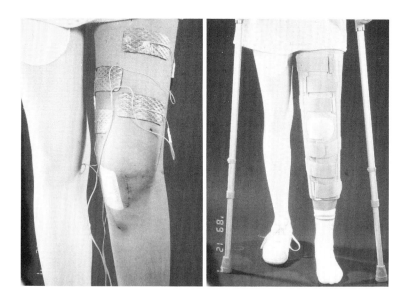

Abb. 3. Transkutane Muskelstimulation und eine abnehmbare Schiene werden in der Nachbehandlung bei der Plastik des vorderen Kreubandes eingesetzt

Rupturen des hinteren Kreuzbandes

Diese werden durch transossäre Insertionsnähte versorgt. Eine Ruhigstellung im Gipstutor ist erforderlich. Da bei der hinteren Instabilität der Tibiakopf im Gips leicht in die hintere Dislokation sinkt, wird der Tutor in Strecknähe angelegt. Im Gips werden isometrische Spannungsübungen durchgeführt. Eine transkutane Elektrostimulation ist durch Gipsfenster möglich.

Kombinierte Verletzungen

Kombinierte Verletzungen werden wie die entsprechenden isolierten Kreuzbandverletzungen nachbehandelt, d.h. die periphere Bandverletzung wird außer acht gelassen, wenn es sich um Verletzungen des vorderen Kreuzbandes handelt, sie wird im Gips ruhiggestellt, wenn es sich um kombinierte Verletzungen des hinteren Kreuzbandes handelt. Knieluxationen werden nach der Operation 6 Wochen im Gipstutor ruhiggestellt.

Literatur

1. Anderson AF, Lipscomb B (1989) Analysis of rehabilitation techniques after anterior cruciate reconstruction. Am J Sports Med 17:154
2. Cabaud HE (1983) Biomechanics of the anterior cruciate ligament. Clin Orthop 172:26
3. Cabric M, Appell H-J (1987) Zur Wirkung hochfrequenter Elektrostimulation auf Muskelkraft und Muskelmasse. Dtsch Z Sportmed 38:15
4. Globowski G, Weinzierl R (1969) Experimentelle Untersuchungen zur Verwendung der Semitendinosus- und Gracilissehne für die Kreuzbandersatzoperation. Arch Orthop Unfallchir 66:133
5. Dandy DJ, Pusey RJ (1982) The long-term results of unrepaired tears of the posterior cruciate ligament. J Bone Joint Surg [Br] 64:92
6. Fetto JF, Mashall J (1978) Medial collateral ligament injuries of the knee. Clin Orthop 132:206
7. Hertel P (1980) Verletzung und Spannung von Kniebändern. Hefte Unfallheilkd 142:1
8. Hertel P, Lais E (1989) Die arthroskopische Behandlung von Ausrißverletzungen der Eminentia intercondylaris. Operat Orthop Traumatol 1:184
9. Jones RE, Henley MB, Francis P (1986) Nonoperative management or isolated grade III collateral ligament injury in high school football players. Clin Orthop 213:137
10. Kain CC, McCarthy JA, Arms S, Pope MH, STeadman JR, Manske PR, Shevely RA (1988) An in vivo analysis of the effect of transcutanous electrical stimulation of the quadriceps and hamstrings on anterior cruciate ligament deformation. Am J Sports Med 16:147
11. Marshall JL, Warren RF, Wickiewicz TL, Reider B (1979) The anterior cruciate ligament – a technique of repair and reconstruction. Clin Orthop 143:97
12. Noyes FR, Butler DL, Paoulos LE, Grood ES (1983) Intra-articular cruciate reconstruction. Clin Orthop 173:71
13. Noyes FR, Mangine RE, Barber S (1987) Early knee motion after open and arthroscopic anterior cruciate ligament reconstruction. Am J Sports Med 15:149
14. Warren RF (1983) Primary repair of the anterior cruciate ligament. Clin Orthop 172:65
15. Woo SL-Y, Inoue M, McGurk-Burleson E, Gomez MA (1987) Treatment and function of canine knees in response to differing treatment regimens. Am J Sports Med 15:22

78

Nachbehandlung: das Bochumer Modell

Sabine Horn und K. Neumann

Berufsgenossenschaftliche Krankenanstalten Bergmannsheil, Chirurgische Universitätsklinik, Gilsingstr. 14, W–4630 Bochum, Bundesrepublik Deutschland

In der chirurgischen Universitätsklinik Bermannsheil Bochum erfolgt die funktionelle Behandlung nach operativ versorgter vorderer Kreuzbandruptur mit einer konfektionellen Knieschiene.

Die Nachbehandlung durchläuft 6 Phasen (Tabelle 1): Postoperativ wird 2 bis maximal 4 Tage ein gespaltener Gipstutor in 15- bis 20°-Kniebeugung angelegt. Nach Entfernung der Redon-Drainage wird auf der Elektroschiene mit 0-20-60° mobilisiert und eine Knieschiene angepaßt. In dieser Phase steht die Isometrie zur Muskelerhaltung im Vordergrund. Dies geschieht durch die PNF-Technik über die Armdiagonale und die kontralaterale Seite sowie durch die Reizstrombehandlung bei gleichzeitiger Muskelkontraktion (Abb. 1).

Der Patient ist mit 2 Unterarmgehstützen mobilisiert und rollt mit dem Eigengewicht des operierten Beines (15 kg) ab.

In der 2. Woche werden diese Übungen intensiviert. Ergänzend wird ein statisches Krafttraining für Quadrizeps, Adduktoren und Abduktoren durchgeführt.

Ab der 3. Woche beginnt die Phase des isotonischen Trainings, einer dynamischen Muskelarbeit, bei der das Bein gegen Widerstand bewegt wird. Gruppengymnastik mit Dehnübungen von Quadrizeps, ischiokruraler Muskulatur, Ab- und Adduktoren sowie Komplex- und Koordinationsübungen bestimmen das Programm.

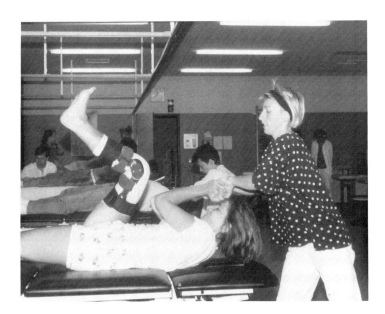

Abb. 1. Einzeltraining mit PNF-Technik in der 1. und 2. Phase der Nachbehandlung

Hefte zur Unfallheilkunde, Heft 217
K. Weise / S. Weller (Hrsg.)
© Springer-Verlag Berlin Heidelberg 1991

Tabelle 1. Funktionelle Nachbehandlung nach operativ versorgter Ruptur des vorderen Kreuzbandes in 6 Phasen

Phase	Bewegung	Übungen	Belastung
I. Phase (1. Woche) stationär	Elektroschiene 0-20-60° (Don Joy)	Isometrie ↓ PNF (20 min) Wymoton (15 min)	15 kg Teilbelastung (abrollen)
II. Phase (2. Woche)	0-20-60° (Don Joy)	Isometrie PNF (20 min) Wymoton Gruppengymnastik	15 kg Teilbelastung (abrollen)
IV. Phase (7.-8. Woche)	1-10-90° Don Joy	Einzeltherapie: – *ohne* Schiene Status Patellamobilisation Narbenmassage – *mit* Schiene Dehnübungen PNF Gruppentherapie Schwimmen Wymoton Isokinetik	Bis Schmerzgrenze
V. Phase (10.-12. Woche)	Frei Don Joy	PNF (Flexion + Extension) Stabilisation mit Belastung Fahrradergometer Krafttraining Isokinetik Schwimmen	Voll

80

Tabelle 1. Fortsetzung

III. Phase (2.–6. Woche)		VI. Phase (13.–16. Woche)			
Bewegung	Übungen	Belastung	Bewegung	Übungen	Belastung
0-20-60° (Don Joy)	Isotonisches Training → Gruppengymnastik: Dehnübungen Muskeltonus Aktive Gelenkmobilisation Komplex- und Koordinations- übungen Wymoton Schwimmen (Brust- oder Rückenkraulen)	15 kg Teil- belastung (abrollen)	Frei Don Joy	*Ohne* Schiene: Dehnübungen PNF Stabilisation unter Belastung Isokinetik *Mit* Schiene: Stangen-/Treppenlaufen/ Achterfigur Koordination auf Matten Kraftraining unter Anteilung Sportspezifisches Training	Voll

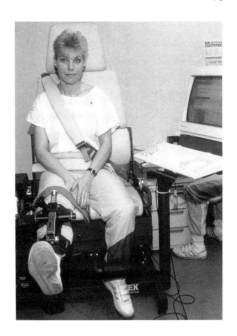

Abb. 2. Isokinetisches Krafttraining zur Steigerung von Muskelkraft und Ausdauer

Am Ende der 6. postoperativen Woche wird die Knieschiene auf 0-10-90° erweitert. Um die Führung im Kniescheibengleitlager zu verbessern, werden Patellamobilisation und Narbenmassage durchgeführt. Das Bein kann zunehmend bis zur Schmerzgrenze belastet werden. Die volle Belastung sollte spätestens nach Ablauf der 8. Woche erreicht sein. Zunächst wird auf den Einsatz von Knöchelgewichten verzichtet, da es bei zunehmender Streckung zur Reizung der Patellarsehne kommen kann. Training auf dem Fahrradergometer sowie Schwimmen mit Orthese schließen sich am Ende dieser Übungsphase an.

Ab der 10. Woche wird das Bewegungsausmaß der Knieschiene freigegeben. In das Programm werden Stabilisationsübungen, gesteigerte Widerstandsphasen sowie ein rhythmischer Wechsel von Flexion und Extension einbezogen. Kraft, Schnellkraft und lokale Ausdauer werden am isokinetischen Trainingsgerät (Cybex 340) gefördert (Abb. 2). Das isokinetische Krafttraining wird durch Training an den Beinmaschinen ergänzt. Dort wird bei Verletzungen des vorderen Kreuzbandes die ischiokrurale Muskulatur und bei Verletzungen des hinteren Kreuzbandes die Quadrizepsmuskulatur am Beincurler trainiert. Dabei ist eine Kraftentwicklung von 40–50% der maximalen Kraft nötig, um eine Zunahme der Muskelkraft zu erzielen. Zur Förderung der neuromuskulären Koordination werden Übungen auf dem Pezzy-Ball durchgeführt. Dabei werden Flexions- und Extensionsbewegungen unter Anspannung des gesamten Muskelmantels mit anschließender Dehnungsphase geübt.

Ab der 13. Woche wird mit dem Abtrainieren der frei beweglichen Schiene begonnen. Die noch fehlende Reststreckung wird mittels Dehnübungen der ischiokruralen Muskelgruppe sowie Bergaufgehen am Laufband trainiert. Mit Schiene werden noch Stangenlaufen, Wechselbelastungen in der Achterfigur sowie Koordinationstraining auf der Weichbodenmatte durch rhythmisches Stampfen mit Übergang zum Schnellauf trainiert. Nach der

15. Woche erfolgt die sportspezifische Behandlung. Für Ballsportarten wird noch bis zum sechsten Monat die Knieschiene für das Training empfohlen.

Die Sportfähigkeit ist abhängig von der jeweiligen Sportart in der Regel nach 6–7 Monaten gegeben.

Analog erfolgt die funktionelle Behandlung nach operativ versorgten Rupturen des hinteren Kreuzbandes bis auf 2 Änderungen:

- postoperative Anlage der hinteren Kreuzbandschiene,
- Quadrizepsmuskeltraining steht im Vordergrund.

Die volle Belastung ist am Ende der 12. Woche erreicht.

Bei einem Vergleich zwischen der ehemals durchgeführten Immobilisation im Gipstutor und dem jetzigen Behandlungsverfahren mittels Knieschiene an unserer Klinik zeigt sich ein deutlicher Vorteil in der Verkürzung der Arbeitsunfähigkeit. Bei funktioneller Nachbehandlung mit Knieschiene stehen nur 3 Monate Arbeitsunfähigkeit insgesamt nahezu 6 Monaten Arbeitsunfähigkeit in der Tutorgruppe gegenüber (die niedrige Zahl ergibt sich hauptsächlich dadurch, daß alle Berufsgruppen einbezogen sind, auch Patienten mit sitzenden Tätigkeiten).

Ein weiterer interessanter Aspekt ist die Wiederaufnahme der sportlichen Aktivität, die nach Immobilisation mit Gipstutor nur in 62%, nach funktioneller Behandlung jedoch in 85% der vorher ausgeübten Sportarten möglich ist.

Nachbehandlung: das Duisburger Modell

M. Settner und G. Hierholzer

Berufsgenossenschaftliche Unfallklinik, Großenbaumer Allee 250, W–4100 Duisburg 28, Bundesrepublik Deutschland

Die aktuelle Diskussion um die Art der funktionellen Therapie und der Thromboseprophylaxe veranlaßte uns im vergangenen Jahr, unser krankengymnastisches und physikalisch-therapeutisches Konzept mit dem Ziel zu ändern, die postoperative Immobilisierung ganz oder zumindest weitgehend zu vermeiden. Die Aufstellung einer Richtlinie ist mit einer gewissen Schematisierung verbunden, die ihrerseits erlaubt, im Einzelfall nach den jeweiligen Erfordernissen Änderungen vorzunehmen.

In Kenntnis einer gewissen Vereinfachung unterteilen wir die Kniebandverletzungen zur Besprechung der postoperativen funktionellen Therapie in 2 Gruppen, erstens die sog. einfachen oder weitgehend isolierten Verletzungen des kollateralen Kapselbandapparates und zweitens die komplexen Kapselbandverletzungen, in die aus Gründen der besonderen Problematik die isolierten Kreuzbandverletzungen mit einbezogen sind. Für die funktionelle postoperative Therapie unterscheiden wir 4 Phasen:

Hefte zur Unfallheilkunde, Heft 217
K. Weise / S. Weller (Hrsg.)

Tabelle 1. Nachbehandlungs-
phasen

Phase	I	1.–2. Woche
	II	3.–5. Woche
	III	6.–9. Woche
	IV	10.–n. Woche

Phase I (bis zur 2. postoperativen Woche) (Tabelle 1). Diese Phase umfaßt den Zeitbereich der eigentlichen Wundheilung. Postoperativ wird im Regelfall eine Gips-U-Schiene angelegt und am 1. postoperativen Tag mit Anspannungsübungen begonnen. Bei unauffälligen Operationswunden und regelrechtem Verlauf ersetzen wir am 3.–4. postoperativen Tag die lange Gips-U-Schiene durch eine Nachbehandlungsorthese mit einstellbarer Beweglichkeit und führen zunächst zwischen 30 und 60° Übungen auf der Motorschiene durch. Gegen Ende dieser 1. Phase von 2 Wochen kann der Fuß bei zunehmender Mobilisierung des Patienten mit abgerollt werden. Es erfolgen Übungen der angrenzenden Gelenke sowie konsensuelle Übungen der kollateralen Seite. Ergänzende Maßnahmen wie PNF (propriozeptive neuromuskuläre Faszilitation), Patellamobilisierung und tägliche Atemgymnastik werden genutzt. Mit fortschreitender Wundheilung erfolgen auch aktive Übungen in dem genannten Bewegungsausmaß, das nicht wesentlich überschritten werden sollte. Die frühfunktionelle Therapie trägt insbesondere der Erkenntnis Rechnung, daß eine 7- bis 8tägige Ruhigstellung mit einer 20%igen Minderung der Muskelkraft verbunden ist. In der 1. Phase führen wir standardmäßig die medikamentöse Thromboseprophylaxe durch. In dieser Phase ist dieses Schema aus unserer Sicht für einfache und komplexe Kapsel-Band-Verletzungen gleichermaßen geeignet und nur dem einzelnen Verlauf anzupassen.

Phase II (3.–5. postoperative Woche). In dieser 2. Phase differenziert die Richtlinie in einfache (*A*) und komplexe (*B*) Kapsel-Band-Verletzungen. Der Patient befindet sich in dieser Phase in aller Regel in ambulanter Behandlung.

A) Die aktiven Übungen unter Belassung der Nachbehandlungsorthese werden unter Vermeidung einer vollen Streckung langsam zunehmend gesteigert, um eine Beweglichkeit von 0-10-90° zu erreichen. Auch die Belastung wird in dieser Phase zunehmend aufgebaut, beginnend mit 20 kp bis zu schonender Vollbelastung am Ende der Phase. Die Orthese wird bis zum Ende der 2. Phase getragen. Sie wird zwischenzeitlich auf die sog. „kurze" Nachbehandlungsform umgebaut. In der 5.–6. Woche wird das anfänglich ausschließlich kollateral durchgeführte isokinetische Training auch am verletzten Bein aufgenommen ergänzt durch ein Koordinierungstraining.

B) Die Richtlinie für die funktionelle Therapie in dieser 2. Phase für diese Gruppe differiert nicht grundsätzlich. Wichtig ist uns aber doch die Einschränkung, daß die Patienten mit der Teilbelastung von maximal 20–30 kp erst gegen Ende der 2. Phase beginnen sollten. Außerdem ist in besonderem Maße ein volles Strecken des Kniegelenkes zu vermeiden. Die Nachbehandlungsorthese muß bis zum Ende in der langen Ausführung getragen werden. Zusammengefaßt ist dieser Gruppe gegenüber der Gruppe A in der 2. Phase besondere Beachtung zu schenken und ein mechanischer Schutz der operativ adaptierten und in der

Heilung befindlichen Strukturen zu gewährleisten. In dieser Phase wird jedoch, soweit keine anderen Parameter dagegensprechen, das Bewegungsbad genutzt, wobei die Orthese getragen wird.

Phase III (7.–9. Woche postoperativ). Eine Unterscheidung hinsichtlich der beiden genannten Gruppen A und B nach dem Verletzungsausmaß ist nur insoweit erforderlich, als nach einfachen Verletzungen eine Nachbehandlungsorthese in der Regel nicht mehr erforderlich ist und zunehmend von dieser abtrainiert wird. Nach den komplexen Verletzungen erfolgt jetzt erst der Übergang von der langen auf die kurze Orthese, und der Aufbau des vollen Bewegungsausmaßes, insbesondere von Streckung/Beugung und Vollbelastung, wird angestrebt.

In dieser Phase wird die ischiokurale Muskulatur trainiert. Der zeitliche Beginn variiert in Abhängigkeit vom Verletzungsmuster und den Angaben des Operateurs. Das isokinetische Training erfolgt mit höheren Winkelgeschwindigkeiten. Im Bewegungsbad wird wesentlich auf Kraulübungen unter Schutz der Orthese geachtet. Krankengymnastisch wird insbesondere auf die Mobilität der Patella geachtet und diese behandelt. Selbstverständlich werden die Therapiemaßnahmen wie in der 1. und 2. Phase weiter durchgeführt. Wir halten an der seit langem gültigen Regel fest, eine Vollbelastung nicht vor einer Beugefähigkeit von 90° und annähernder Erreichung der Streckung vornehmen zu lassen. Diese Übungen werden in der 3. Phase zunehmend vorangetrieben. Die Vollbelastung sollte auch nach komplexen Verletzungen unter Schutz der Nachbehandlungsorthese im Verlauf der dritten Phase erreicht werden.

Phase IV (ab der 10. postoperativen Woche). Die eigentliche Therapie geht in eine ärztliche Betreuung des von nun an Training zu nennenden, nicht mehr alleine krankengymnastischen Nachbehandlungsprogrammes. In dieser Phase ist volle Belastbarkeit zu erreichen. Ist die Wiederherstellung noch nicht vollständig, so betrifft das Defizit meist eine Schwächung der Muskulatur und ggf. eine Behinderung der Beweglichkeit, insbesondere endgradige Streckung und Beugung. Im Vordergrund der Maßnahmen steht ein Training mit Koordinierungs- und Kräftigungsübungen. Die allgemeine Ausdauer wird zunehmend gefördert. Diesem Ziel dient in dieser Phase auch das isokinetische Trainingsprogramm und, je nach Grad der funktionellen Wiederherstellung, auch das Training auf dem Laufband. Bei Sportlern und Arbeitern mit schweren körperlicher Tätigkeit ist nach dem genannten Schema der Übergang von Übung zum Krafttraining also fließend. Die eigentliche Sportausübung und ggf. auch die Arbeitsfähigkeit empfehlen wir nach einfachen Kapsel-Band-Verletzungen nicht vor Ablauf von 3 Monaten, nach komplexen Kapsel-Band-Verletzungen nicht vor Ablauf von 6 Monaten, wobei diese Aussage ausdrücklich als Richtlinie aufzufassen ist (Tabelle 2).

Wichtig ist die Auswirkung der Übungbehandlung der gesunden, also kontralateralen Seite auf die verletzte Extremität, im Sprotbereich als Cross-over-Effekt bekannt. Schwerpunkt der Nachbehandlung, insbesondere der 4. Phase, ist das Training der motorischen Hauptbeanspruchungsformen: Muskelkraft, Muskelausdauer, Koordinierung und allgemeine Ausdauer. Ergänzende physikalische therapeutische Maßnahmen begleiten die ganze Behandlung individuell. Zusätzlich begleitet ein Training die einzelnen Phasen in bezug auf allgemeine Ausdauer, Krafttraining und Koordinierung, insbesondere des Oberkörpers und der Rumpfmuskulatur. Über alle diese ergänzenden Maßnahmen ist im

Tabelle 2. Zielsetzung bei Kniebandverletzung

Phase	Gruppe A	Gruppe B	Wochen
I	Mobilisation, Vermeidung von Kraftverlust,		1–2
II	Verbesserung der Bewegung, Belastungssteigerung	Bewegung in der Orthese, Teilbelastung	3–5
III	Vollbelastung, Isokinetik, Muskelkrafttraining	Verbesserung der Bewegung Belastungssteigerung	6–9
IV	„Training"	Vollbelastung, Isokinetik Muskelkrafttraining	10–n

Stichwortartige Zielsetzung der Gruppen A und B
in den jeweiligen Phasen

Einzelfall zu entscheiden, ggf. sind sie zu modifizieren. Eine grundsätzliche Bedeutung für die therapeutischen Richtlinien ergibt sich daraus zunächst nicht, es handelt sich vielmehr um eine zusätzliche ergänzende Maßnahme, um das allgemeine Defizit der motorischen Hauptbeanspruchungsformen in Grenzen zu halten.

Von entscheidender Beddeutung für die funktionelle Therapie ist die Berücksichtigung des Allgemeinzustandes des Patienten. Hier ist die interdisziplinäre Zusammenarbeit mit Internisten und ggf. Neurologen gefordert. So dürfen eine körperlich beanspruchende funktionelle Therapie und Training nicht ohne Berücksichtigung und Kontrolle des Herz-Kreislauf-Zustandes des Patienten durchgeführt werden.

Verbesserte Operationstechnik und Nachbehandlung: das Hannoveraner Modell

P. Lobenhoffer und H. Zwipp

Unfallchirurgische Klinik der Medizinischen Hochschule Hannover
(Direktor: Prof. Dr. med. H. Tscherne), Konstanty-Gutschowstr. 8, W–3000 Hannover 61,
Bundesrepublik Deutschland

Ersatz des vorderen Kreuzbandes

Das Patellarsehnentransplantat als Kreuzbandersatz kann hinsichtlich seines biologischen Einbauverhaltens und seiner Langzeitresultate als bewährt gelten. Durch eine verbesserte Operationstechnik konnten wir das Operationstrauma reduzieren, die Primärstabilität des Transplantats erhöhen und damit eine Verkürzung der Rehabilitation erreichen.

Hefte zur Unfallheilkunde, Heft 217
K. Weise/S. Weller (Hrsg.)
© Springer-Verlag Berlin Heidelberg 1991

Prinzip

Die Gelenksinspektion und Sanierung evtl. Meniskusläsionen erfolgt arthroskopisch. Der Kreuzbandeingriff, also die Anlage der Bohrkanäle, die Entnahme und das Einführen des Transplantats, wird über eine anteromediale Miniarthrotomie und einen lateralen Hilfs-schnitt durchgeführt. Dieses Vorgehen ist nach unserer Erfahrung einfacher, schneller und für die meisten Operateure präziser als die rein arthroskopische Implantation des Kreuz-bandtransplantats. Die Verwendung eines Zielgerätsystems mit Isometriemessung erhöht die biomechanische Präzision des Kreuzbandersatzes. Durch Einbringen einer Testpro-these mittels der Zielgeräte kann die Lage der Kanäle beliebig optimiert werden, ehe die definitiven Operationsschritte erfolgen. Durch Schraubenfixierung von voluminösen Kno-chenblöcken in den Kanälen wird eine höhere Primärstabilität der Ersatzplastik als bei anderen Fixierungstechniken erreicht.

Indikationen

Prinzipiell findet diese Technik bei frischen Rupturen wie bei chronischen Instabilitäten Verwendung. In akuten Fällen führen wir beim Erwachsenen bis auf Ausnahmeindikatio-nen keine Nähte des vorderen Kreuzbandes mehr durch, da die Stabilitätswerte eine zu große Streuung aufwiesen und die Ersatzplastik reproduzierbare bessere Ergebnisse liefert. Gegebenenfalls kann im Interesse der Propriozeption ein Teil des Bandstumpfes erhalten und mit der Plastik fixiert werden. Nur bei ausgedehnten Rupturen am Kollateralbandappa-rat, z.B. mit frei flottierenden Bandfetzen im Gelenk oder instabiler Meniskusaufhängung, revidieren wir diese über einen kleinen Zusatzschnitt.

Bei chronischen Instabilitäten haben wir bis auf Ausnahmeindikationen bandplastische Maßnahmen am Seitenbandsystem aufgegeben. Die theoretischen Vorteile dieser Eingriffe wiegen die Nachteile der potentiellen Bewegungseinschränkung, Schmerzhaftigkeit und Sekundärlockerung nicht auf.

Operationstechnik

Das Bein ist im Arthroskopiebeinhalter gelagert und steril abgedeckt. Es erfolgt zunächst eine Arthroskopie. Wir verwenden dabei einen parmedianen medialen Zugang, da die Inzi-sion in den Hautschnitt einbezogen werden kann und durch diesen Zugang unschwer auch der posteromediale Rezessus (hinteres Kreuzband, freie Körper) eingesehen werden kann. Alle Meniskusläsionen werden jetzt arthroskopisch saniert, auch Meniskusrefixationen wer-den arthroskopisch durchgeführt. Nach Entfernen des Arthoskopieinstrumentariums wird ein anteromedialer Hautschnitt von der Patellaspitze bis zum Tibiakopf angelegt. Aus dem mittleren Drittel der Patellarsehne entnimmt man das Transplantat mit 2 Knochenblöcken. Im allgemeinen beträgt die Breite 9 mm für Männer und 7–8 mm für Frauen. Nun erfolgt eine mediale Arthrotomie scharf medial der Patellarsehen zwischen Patellaspitze und Ti-biakopf. Es ist wichtig, den Streckapparat nicht seitlich von der Patella abzulösen, da diese Maßnahme die postoperativen Schmerzen und die Quadrizepsatrophie erheblich verstärkt. Der Zugang erlaubt nun eine gute Übersicht über die Interkondylärregion. Reste des vorde-ren Kreuzbandes werden reseziert, und die laterale Feurkondylenwange wird mit Küretten

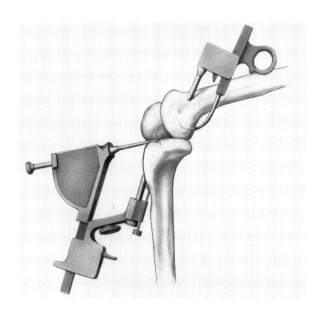

Abb. 1. Prinzip des von uns zur Plastik des vorderen Kreuzbandes verwendeten Zielgeräts. Der femorale Teil wird „over the top" eingebracht. An seinem Haken ist ein kräftiger Nylonfaden befestigt, der durch den Haken des tibialen Teils gefädelt wird. Im tibialen Zielgerät ist das Isometer integriert

und Rongeuren sorgfältig gereinigt. Nun erfolgt ein 5 cm langer lateraler Hautschnitt. Zur Anlage des femoralen Bohrkanals wird ein spezielles Zielgerät „over the top" in das Gelenk eingebracht. Durch dieses Prinzip ist der Hebelarm des Zielgerätes klein, dieses läßt sich wesentlich besser fixieren als ein von vorne eingebrachter Bügel. Das tibiale Zielgerät verfügt über einen Zielhaken und die integrierte Meßeinheit zur Isometrieprüfung. Dabei dient ein Nylonfaden der Stärke 3 als „Testprothese". Der Faden registriert die relative Längenänderung zwischen den beiden Haken der Zielgeräte und simuliert damit einen Kreuzbandersatz mit Fixierung genau an diesen Punkten. Beide Zielgeräte werden unter Sicht in die Isometriezonen [3, 5, 14, 15] geführt und passager fixiert. Nun kann die Distanzänderung zwischen den 2 Haken der Zielgeräte und damit die Relation der geplanten Kanäle über den Bewegungsumfang des Gelenkes untersucht werden. Gegebenenfalls wird je nach Charakteristik einer Längenänderung die Position eines Zielgeräts verändert. Die Kanäle werden dann über Spickdrähte aufgebohrt (Abb. 1).

Fixierung des Transplantats

Das Transplantat wird nun von femoral nach tibial mit Hilfe einer Drahtschlinge in das Gelenk eingezogen. Die Blöcke wollen frei in den Kanälen gleiten, sie werden so eingestellt, daß die Enden beidseits in den Kanaleingängen zu sehen sind. Zunächst wird der femorale Block mit einer Titanimbusschraube im Kanal verschraubt. Unter einer Vorspannung von 5 N durch Zug an den Fäden in 30°-Beugung wird nun der tibiale Block in gleicher Weise verschraubt. Tibial muß unbedingt eine adäquate Schraubengröße benutzt werden, da die Spongiosa insbesondere des Tibiakopfes extrem kompressibel ist (Abbb. 2, 3). Bei korrekter Durchführung dieser Methode liegt die primäre Ausreißfestigkeit des Transplantats bei 460 N [7].

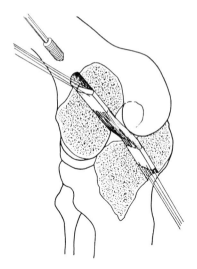

Abb. 2. Das Transplantat wird mit 2 Knochenblöcken entnommen und mit Imbusschrauben im Kanal verankert

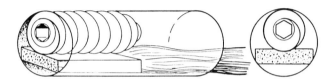

Abb. 3. Die Schraube klemmt den Block im Kanal fest und führt durch die Pressung zu einer hohen Primärfestigkeit des Transplantats

Nachbehandlung

Prinzip. Unter den Bedinungen isometrischer Plazierung und stabiler Fixierung des Transplantats darf eine frühe Freigabe des Bewegungsumfangs und der Belastung des Kniegelenks keine Gefährdung des Transplantats darstellen. Nach unserer Erfahrung erbringt gerade die Belastung eine rasche Wiederkehr der Muskelinnervation und eine deutliche Verbesserung der Propriozeption und Trophik der gesamten Extremität. Damit sind die Ausgangsbedingungen für eine krankengymnastische Behandlung ungleich besser. Aufgrund biomechanischer Untersuchungen erscheint es lediglich ratsam, die volle Streckung in der Primärphase zu vermeiden, da es unter Belastung und forcierter Quadrizepsaktion zu erheblichen Spannungsspitzen im vorderen Kreuzband kommen würde [11, 12]. Daher lassen wir volle Streckung erst nach 6 Wochen zu und empfehlen, belastete Streckübungen in extensionsnaher Stellung des Beines in den ersten 12 Wochen nicht durchzuführen. Gleichfalls sollte die Überstreckung („kick"-Bewegungen) in diesem Zeitraum vermieden werden. Um den Bewegungsumfang zu limitieren und ggf. rekonstruierte Seitenbandstrukturen zu schützen, verwenden wir eine Knieschiene aus Kunststoff mit polyzentrischer Gelenkführung. Maximale Extension und Flexion können durch verstellbare Rasten der Gelenke vorgegeben werden (Abb. 4).

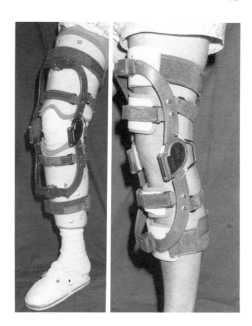

Abb. 4. Knieschiene für die erste postoperative Phase und verkürzte Version für die Rehabilitation

Zeitablauf. Im einzelnen wird nach 2 Tagen die Schiene auf 0-20-80° entsperrt. Der Patient belastet bis zum halben Körpergewicht und erlernt Quadrizeps- und Ischiokruralmuskeltraining. Er kann den Bewegungsumfang der Schiene sowohl mit der Motorschiene wie auch aktiv ausnutzen. Der stationäre Aufenthalt beträgt i. allg. 1 Woche. Nach Entlassung findet täglich ambulant ein geräteunterstützendes Muskeltraining unter krankengymnastischer Anleitung sowie eine krankengymnastische Behandlung statt. Bei diesem Programm erhält der Patient zunächst Einzelkrankengymnastik, wobei PNF, aktive Bewegungsübungen und ggf. manuelle Therapie im Vordergrund stehen. Grundsätzlich erfolgt die Einzeltherapie ohne Schiene, da der Krankengymnast nur so eine ausreichende Kontrolle des Effektes seiner Arbeit erzielt. Anschließend wird der Patient vom Krankengymnasten zum Gerätetraining angeleitet, wobei je nach Stand der Rehabilitation unterschiedliche Gerätetypen und Belastungen gewählt werden. Der Patient führt dann selbständig das erlernte Programm durch. Auf diese Weise lassen sich täglich kontrollierte Übungszeiten von 2 h erreichen (Abb. 5).

Nach 3 Wochen wird die Schiene auf 0-10-90° entsperrt, und es kann zunehmend voll belastet werden. Das Muskeltraining wird nun intensiviert, auch Training auf dem isokinetischen Fahrrad kann durchgeführt werden. Spätestens nach 6 Wochen sollte der Patient bei normalem Muskelaufbau ohne Stützen gehen können. Jetzt kann neben dem bisherigen Programm das isokinetische Laufband mit steigender Belastung eingesetzt werden (Abb. 6).

Zu diesem Zeitpunkt werden die Beinschalen der Schiene gegen die kurzen Teile gewechselt. Dadurch entsteht ein Rehabilitationsbrace, das den freien Bewegungsumfang erlaubt und noch 3 Wochen getragen wird. Krankengymnastik und Muskeltraining werden so lange fortgesetzt, bis Beweglichkeit, Muskulatur und Propriozeption wiederhergestellt sind. Daher stehen in dieser Phase der Rehabilitation Koordinationsübungen und Training

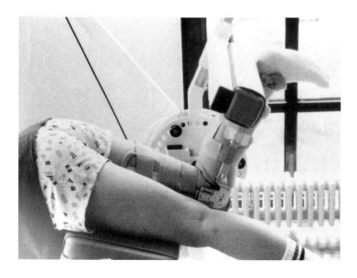

Abb. 5. Ischiokruralmuskeltraining gegen Widerstand in der frühen postoperativen Phase

der Schutzreflexe sowie der Schnellkraft im Vordergrund. Der Kippkreisel und das Trampolin finden hier besondere Verwendung (Abb. 7), dann kann mit leichtem Lauftraining und schließlich auch mit Kurvenlaufen und Hakenschlagen begonnen werden. Obwohl die Alltagsbelastbarkeit des Beines meist zwischen 6. und 8. Woche wiederhergestellt ist, emp-

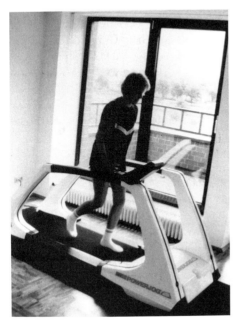

Abb. 6. Lauftraining auf dem isokinetischen Laufband

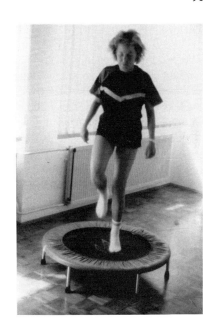

Abb. 7. Trampolinspringen als Beispiel für Koordinationstraining und Reflexschulung in der späten postoperativen Phase

fehlen wir das Vermeiden dynamischer Sportarten im ersten postoperativen Jahr, da der biologische Umbau des Transplantates und die Restrukturierung in allen Tierexperimenten so lange benötigen [6].

Ergebnisse

Wir überblicken mittlerweile 100 nach dieser Technik operierte Patienten. Die kurzfristigen Ergebnisse der ersten 35 in dieser Weise operierten und nachbehandelten Patienten werden hier vorgestellt. Es handelt sich um 15 Frauen und 20 Männer, das mittlere Alter betrug 26 Jahre. Die mittlere Zeitspanne postoperativ betrug bei der Kontrolle 10 Monate. An Komplikationen waren 2 Patellafrakturen bei Entnahme des Patellablocks zu verzeichnen, die nach Verschraubung folgenlos ausheilten. Peri- oder postoperative Infekte waren nicht aufgetreten. Der mittlere Lysholm-Score [8] betrug bei der Nachuntersuchung 96 von möglichen 100 Punkten, der Aktivitätsindex nach Tegner et al. [16] war noch auf 5,2 gegen 6,0 vor dem Unfall herabgesetzt. Bei der klinischen Untersuchung wiesen 6% der Patienten ein positives Lachman-Zeichen von mehr als 1+ auf, kein Patient hatte einen Pivot shift. Bei der Messung mit dem KT-1000-Arthrometer [9] ergaben sich im Mittel keine signifikanten Differenzen gegen die gesunde Seite. Die Streckung war bei 71% der Gelenke seitengleich, 29% hatten ein Defizit von bis zu 10° im Seitenvergleich. 68% der Patienten wiesen eine freie Beugung auf, 26% hatten ein Defizit bis 10° und 6% ein Defizit über 10°. Als Maß der Koordination und Kraft verwendeten wir den Einbeinsprung nach Tegner et al. [16]. Es zeigte sich, daß die Patienten im Mittel bereits 90% der Sprungweite des gesunden Beines erreichten.

Diskussion

Die Modifikationen der Ersatztechnik des vorderen Kreuzbandes mit der Patellarsehne veranlaßte uns, die Rehabilitation deutlich zu beschleunigen. Biomechanische Untersuchungen zeigten, daß isometrisch eingesetzte Transplantate in Strecknähe des Gelenks auch bei Quadrizepsanspannung nicht übermäßig belastet werden. Die experimentell ermittelten Spannungsspitzen des vorderen Kreuzbandes beim voll belasteten Gehen unter Alltagsbedingungen liegen weit unter den Ausreißkräften der von uns verwendeten Fixierungsschrauben [7, 11–13]. Auch die im Rahmen des biologischen Umbaus zu erwartende Reißkraftabnahme eines Patellarsehnentransplantats ist nicht so groß, daß sie eine längerfristige Schonung oder Entlastung der Extremität rechtfertigen würde [1, 6]. Entsprechend konnten wir bisher günstige klinische Erfahrungen mit diesem Konzept sammeln. Die Rehabilitation gelingt relativ rasch und problemarm, wobei die Stabilität der Gelenke nicht gefährdet ist. Die Patienten erreichen schneller Arbeits- und Sportfähigkeit, und der Grad der subjektiven Zufriedenheit steigt durch Wegfall postoperativer Schmerzen und Bewegungseinschränkungen. Mit dem Konzept einer Kombination konventioneller Krankengymnastik mit geräteunterstütztem Muskeltraining unter krankengymnastischer Anleitung auf ambulanter Basis haben wir sehr gute Erfahrungen gemacht. Die Übungsintensität der Patienten ist ungleich höher und der postoperative Muskelabbau kann verringert werden. Selbstverständlich stehen noch Langzeitergebnisse aus, die die endgültige Beurteilung dieser modifizierten Methode ermöglichen werden. Allerdings sprechen weder tierexperimentelle noch klinische Ergebnisse dafür, daß eine Verschlechterung der jetzigen Ergebnisse zu erwarten ist. Der Patellarsehnenersatz in dieser Technik ist nach unserer Meinung geeignet, die Instabilitätsprobleme der meisten Patienten mit relativ kleinem Aufwand und Risiko zu beheben.

Hinteres Kreuzband

Operationstechnik

Abgesehen von knöchernen Ausrissen und femoralen und tibialen Abrissen führen wir bei Verletzungen des hinteren Kreuzbandes ebenfalls nur Ersatzplastiken mit der Patellarsehne durch. Bei chronischen Instabilitäten mit erheblicher posterolateraler Instabilität haben wir gute Erfahrungen mit der zusätzlichen Bizepstenodese nach Clancy gemacht. Auf ein ausreichendes Volumen des Kreuzbandtransplantates muß geachtet werden, da das hintere Kreuzband wesentlich dicker und reißfester als das vordere Kreuzband ist [5]. Als Zugang zum Gelenk sowie zum femoralen Ursprung des hinteren Kreuzbandes eignet sich der Entnahmedefekt des Transplantates, so daß nur eine ventrale Miniarthrotomie erforderlich ist. Zur Anlage des tibialen Bohrkanals legen wir den dorsalen Tibiakopf von einem dorsolateralen Zugang zwischen Bizepssehne und Traktusunterrand frei. Die dorsale Kapsel kann dann vorsichtig über einer von ventral durch die Notch eingeführten Klemme gespalten werden, so daß der tibiale Kanal unter Schutz der Weichteile mit einem von lateral her eingeführten Zielgerät angelegt werden kann. Wird gleichzeitig eine Bizepstenodese durchgeführt, ergibt sich dieser laterale Zugang ohnehin. Die isometrischen Punkte des hinteren Kreubandes sind mittleweile ebenfalls gesichert worden und müssen bei der

Anlage der Kanäle beachtet werden [2, 4]. Wir gehen so vor, daß zunächst der tibiale Kanal angelegt wird, ein Nylonfaden als Testprothese eingeführt wird und dieser zunächst durch eine femorale 2-mm-Probebohrung geführt wird. Erst wenn sich jetzt isometrische Verhältnisse ergeben, wird der femorale Kanal über einen Spickdraht aufgebohrt. Bei Entnahme ausreichend großer Knochenblöcke kann die Schraubenfixation beim Ersatz des hinteren ebenso wie bei dem des vorderen Kreuzbandes durchgeführt werden. In diesen Fällen verzichten wir aufgrund der hohen Primärfestigkeit auf eine Olekranisierung der Patella. Ebenso ist nach unserer Erfahrung eine Olekranisierung nicht nötig, wenn zusätzlich eine Bizepstenodese erfolgt ist. Die Fixierung mit einem patellatibialen Steinmann-Nagel ist damit den seltenen Refixationen eines Abrisses des hinteren Kreuzbandes und der Sicherung von Bandnähten bei Knieluxationen vorbehalten. Bei liegendem Steinmann-Nagel sollte die Beugung auf 50° begrenzt bleiben, da sonst erhebliche Krafteinwirkungen auf das hintere Kreuzband entstehen [17].

Nachbehandlung

Da das hintere Kreuzband in Beugung eine erhebliche Anspannung zeigt, begrenzen wir den Bewegungsumfang in der Knieschiene in den ersten 6 Wochen auf 0-10-60°. Quadrizepstraining wird bei diesen Patienten aufgrund der agonistischen Wirkung zum hinteren Kreuzband forciert. In den ersten 6 Wochen wird mit 15 kg teilbelastet, danach kann die Belastung gesteigert werden. Vollbelastung wird ab 9. Woche erlaubt. Der Bewegungsumfang wird ab der 6. Woche zunehmend erweitert, so daß bis zur 9. Woche freie Beweglichkeit vorliegen sollte.

Bei Fällen mit zusätzlicher Bizepstenodese muß der initiale Bewegungsumfang begrenzt werden, um das Einheilen der verlagerten Bizepssehne zu ermöglichen. Wir begrenzen daher bis zur 6. Woche auf 0-20-40°. Danach werden Bewegungsumfang und Belastung ebenso wie beim isolierten hinteren Kreuzbandersatz gesteigert.

Literatur

1. Arnozcky SP, Tarvin GB, Marschall JL (1982) Anterior cruciate ligament replacement using patellar tendon. An evaluation of graft revascularisation. J Bone Joint Surg [Am] 64:217–224
2. Friederich N, O'Brien W (1989) Functional anatomy of the cruciate ligaments (abstract). 6th Congress of the International Society of the Knee, Rom 8th–12th May 1989
3. Graf BE (1987) Isometric placement of substitutes for the anterior cruciate ligament. In: Jackson DW (ed) The anterior cruciate deficient knee. Mosby, St. Louis, pp 55–71
4. Grood ES, Hefzy MS, Lindenfield TN (1989) Factors affecting the region of the most isometric femoral attachments. Part I: The posterior cruciate ligament. Am J Sports Med 17/2:197–208
5. Haas N, Lobenhoffer P (1989) Anatomie des Kniegelenkes und ihre klinische Relevanz. Langenbecks Arch Chir [Suppl II]:407–413
6. Kasperczyk W, Bosch U, Oestern HJ, Tscherne H (1989) Replacement of the posterior cruciate ligament with a free patellar tendon graft under immediate rehabilitation conditions (abstract). 6th Congress of the International Society of the Knee, Rom 8th–12th May 1989
7. Kurosaka M, Yoshiya S, Andrish JT (1987) A biomechanical comparison of different surgical techniques of graft fixation in anterior cruciate ligament reconstruction. Am J Sports Med 15:225–229
8. Lysholm J, Gillquist J (1982) Evaluation of knee ligament surgery results with special emphasis on use of a scoring system. Am J Sport Med 10:150–154

9. Malcom L, Daniel D, Stone ML, Sachs R (1985) The measurement of anterior knee laxity after ACL reconstructive surgery. Coin Orthop 186:35–41
10. Müller We (1982) Das Knie. Form, Funktion und ligamentäre Wiederherstellungschirurgie. Springer, Berlin Heidelberg New York
11. Noyes FR (1977) Functional properties of knee ligaments and laterations induced by immobilization. A biomechanical and histological study in primates. Clin Orthop 210–239
12. Noyes FR, Grood E (1976) Strength of the anterior cruciate ligament in humans and monkeys. Age and species-related changes. J Bone Joint Surg 1074–1082
13. Noyes FR, Torvik PJ, Hyd WB et al. (1974) Biomechanics of ligament failure II. An analysis of immobilisation, exercise und reconditioning effects in primates. J Bone Joint Surg 1406–1418
14. Odenstein M, Gillquist J (1985) Functional anatomy of the anterior cruciate ligament and a rationale for reconstruction. J Bone Joint Surg [Am] 67:257–261
15. Penner DA, Daniel DM, Wood P (1988) An in vitro study of anterior cruciate ligament graft placement and isometry. Am J Sports Med 165:238–243
16. Tegner Y, Lysholm J, Lysholm M, Gillquist J (1986) A performance test to monitor rehabilitation and evaluate anterior cruciate ligament injuries. Am J Sports Med 14:156–159
17. Weinstabl R, Kern H, Wagner W (1986) Experimental investigation of stress production on three cruciate ligaments after transpatellar Steinmann-Neil fixation (abstract). 2nd European Congress of Knee Surgery and Arthroscopy, Basel 1986, p 50

Nachbehandlung: das Marburger Modell

L. Gotzen und J. Petermann

Klinik für Unfallchirurgie (Leiter: Prof. Dr. L. Gotzen) der Philipps-Universität Marburg, Baldinger Straße, W–3550 Marburg, Bundesrepublik Deutschland

Kapsel-Band-Verletzungen des Kniegelenkes werden mit steigender Häufigkeit beobachtet. Gründe sind die risikoreicheren Freizeitaktivitäten, die zunehmende Ausdehnung des Breitensports und die steigenden Anforderungen im Leistungssport. Daher sind Patienten mit frischen Bandverletzungen und chronischen Instabilitäten des Kniegelenkes meist aktive Sportler oder sportlich ambitionierte Menschen jüngeren und mittleren Alters.

Das Behandlungsziel besteht in der Wiedererlangung von Stabilität, Funktion und Belastbarkeit des Kniegelenkes sowie längerfristig auch der uneingeschränkten Sportfähigkeit. Bei den meisten Instabilitäten sind operative Maßnahmen im Sinne der Bandrekonstruktion oder des Bandersatzes notwendig, um die Voraussetzung für eine stabile Gelenkführung zu schaffen. Ob und in welchem Grade Stabilität, Funktion und Belastbarkeit sowie Sportfähigkeit wiedererlangt werden, hängt außer von der Qualität der Operation ganz wesentlich von der Qualität der Nachbehandlung und Rehabilitation ab (Abb. 1).

Rückblick auf Nachbehandlung und Rehabilitation in den vergangenen 10 Jahren

In den vergangenen 10 Jahren haben sich unsere Nachbehandlungs- und Rehabilitationsmodalitäten ständig verändert, bedingt durch verbesserte und neue Operationstechniken und

Hefte zur Unfallheilkunde, Heft 217
K. Weise / S. Weller (Hrsg.)

unter dem Einfluß experimenteller und klinischer Erkenntnisse über die negativen Auswirkungen langer Immobilisation auf alle Gelenkstrukturen, insbesondere auf die Heilung
rekonstruierter oder ersetzter Bandelemente.

Anfang 1980 definierten wir für die Nachbehandlung folgende Aufgaben [6], die auch
heute noch volle Gültigkeit haben:

– Schutz der heilenden Bandstrukturen vor mechanischer Überlastung,
– Vermeidung regressiver Gelenkschäden,
– Gezielter Muskelaufbau zur dynamischen Gelenkstabilisierung,
– Graduelle Belastungssteigerung zur funktionellen Bandadaptation.

Wir stellten uns damals folgende Fragen:

– Welche Immobilisation sollte durchgeführt werden und wie lange?
– Ab wann und in welchem Umfang sind Bewegungen durchzuführen?
– Wie lange sollen Gehstützen benutzt werden?
– Welches Muskeltraining ist angezeigt?
– Ab wann und in welchem Ausmaß darf belastet werden?
– Wann ist Rückkehr zu sportlicher Aktivität möglich?

In der praktischen Beantwortung dieser Fragen haben sich in dem Zehnjahreszeitraum
erhebliche Modifikationen und Verschiebungen ergeben.

Nachbehandlung und Rehabilitation 1980–1984

Von 1980 bis 1984 war die Periode der langfristigen Gelenkimmobilisation. Postoperativ
wurde 6 Wochen lang ein Oberschenkelstützverband in 60°-Kniebeugestellung angelegt,
bei den vorderen Instabilitäten gefolgt von einer dorsalen Gipsschiene mit 30°-Knieflexion,
die nur zur Krankengymnastik abgenommen wurde. Bei den hinteren Knieinstabilitäten
erhielten die Patienten nach Gipsabnahme 6 Wochen lang eine Orthese, deren primäres
Bewegungsausmaß von 30–70° nach der 9. Woche auf 15–90° vergrößert wurde.

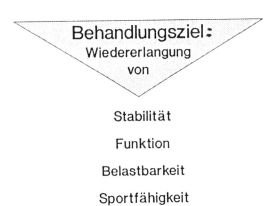

Abb. 1. Instabilitäten des Kniegelenkes

96

Tabelle 1. Rehabilitation 1980–1984. Periode der langfristigen Gelenkimmobilisation

6 Wochen Gipsverband in Kniebeugestellung
Danach bei vorderen Instabilitäten 6 Wochen dorsale Gipsschiene mit temporalen Bewegungsübungen
Bei hinteren Instabilitäten 5 Wochen Orthese mit Vergrößerung des Bewegungsausmaßes nach der 9. Woche
Gehstützen über 16–20 Wochen

Beim Muskeltraining wurde das Schwergewicht auf die Muskelgruppen mit synergistischer Stabilitätswirkung auf die rekonstruierten Bänder gelegt, d.h. bei den vorderen Instabilitäten bevorzugt Kräftigung der ischiokruralen Muskulatur, bei den hinteren Instabilitäten Kräftigung des M. quadriceps. Die Patienten blieben 16–20 Wochen an Gehstützen (Tabelle 1).

Nachbehandlung und Rehabilitation 1985–1987

Von 1985 bis 1987 erstreckte sich die Periode der limitierten Gelenkbewegung direkt postoperativ auf der Motorschiene, danach bei Entlassung aus stationärer Behandlung im Oberschenkelscharnierverband mit einem Bewegungsausmaß zwischen 20 und 70° bis zur 6. postoperativen Woche. Anschließend erhielten die Patienten zur weiteren Knieprotektion einen Immobilizer, den sie noch 3 Wochen trugen. Da sich gegenüber der Periode 1980–1984 die operative Technik durch Einführung synthetischen Augmentationsmaterials bei den Kreuzbandversorgungen verändert hatte, wurde in der Nachbehandlung nicht mehr zwischen vorderen und hinteren Instabilitäten unterschieden. Die Gehstützenperiode wurde auf 12–16 Wochen reduziert.

In beiden Perioden hatten Stabilitätssicherung und Bandprotektion Priorität vor Gelenkmobilisation und Gelenkfunktion. Rückkehr zu sportlicher Aktivität wurde erst nach einem Jahr gestattet (Tabelle 2).

Die Rehabilitation gestaltet sich insgesamt als ein langwieriger und aufwendiger Prozeß. Es waren oft hartnäckige Beugekontrakturen zu verzeichnen, insbesondere nach operativer Versorgung frischer Bandverletzungen, die sich auch durch intensivste Krankengymnastik nur schwer beseitigen ließen. Auch bei stabilen Bandverhältnissen mußte das Behandlungsresultat wegen fehlender Kniestreckung, retropatellärer Schmerzsyndrome und damit einhergehender Quadrizepsschwäche oft als nicht zufriedenstellend bezeichnet werden. Nicht

Tabelle 2. Rehabilitation 1985–1987. Periode der limitierten Gelenkbewegung

Motorschiene, zwischenzeitlich Knie-Immobilizer
Bei Entlassung Oberschenkelscharnierverband (20–70°) bis zur 6. Woche
Anschließend Knie-Immobilizer mit temporären Bewegungsübungen über weitere 3 Wochen
Gehstützen für 12–16 Wochen

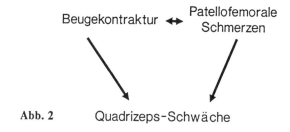

Abb. 2

selten waren wegen der Beugekontrakturen Narkosemobilisationen oder gar Arthrolysen erforderlich (Abb. 2).

Nachbehandlung und Rehabilitation 1988–1989

Von 1988 an wurde die Augmentationstechnik bei den Kreuzbandversorgungen in unserer Klinik systematisch eingeführt. Gegenüber den Vorperioden wird seit dieser Zeit eine rein funktionelle Nachbehandlung ohne Beschränkung des Bewegungsausmaßes vorgenommen.

Für die Augmentation des vorderen Kreuzbandes sowohl bei der Rekonstruktion als auch beim Ersatz mit dem osteoligamentären Transplantat aus dem Kniescheibenband verwenden wir das 6 mm breite Kennedy-LAD. Die Augmentation des rekonstruierten oder ebenfalls durch ein Lig.-patellae-Transplantat ersetzten hinteren Kreuzbandes erfolgt mit dem 6 mm breiten Treviraband. Ein wesentlicher Aspekt bei der Kreuzbandchirurgie und der frühen uneingeschränkten Gelenkbewegung ist die strikte Einhaltung der Bandisometrie, die eine gleichbleibende Spannung der Bandstrukturen über den gesamten Bewegungsumfang gewährleistet. Die Operationstechnik wurde darüber hinaus dahingehend verändert, daß Anspannung und Fixation der rekonstruierten oder ersetzten Kreuzbänder in nahezu voller Kniestreckung durchgeführt werden.

Das biomechanische Konzept der Augmentationsplastik besteht zum einen darin, mit Hilfe des synthetischen Partners die primäre Stabilitätslücke zu schließen und so die biologischen Strukturen in der vulnerablen Frühphase vor mechanischer Überlastung zu schützen, ohne auf eine frühfunktionelle Nachbehandlung und forcierte Rehabilitation zur Vermeidung von Immobilisationsschäden verzichten zu müssen; der zweite wesentliche biomechanische Aspekt der Augmentation ist der graduell zunehmende Belastungstransfer von dem synthetischen Bandmaterial auf das körpereigene Bandgewebe, damit sich dieses ohne schädliche Traumatisierung morphologisch an die vermehrten Belastungen anpassen kann und letztlich vollständig die Stabilitätsfunktion übernimmt (Tabelle 3).

Tabelle 3. Biomechanik der Augmentation

Schutz der rekonstruierten oder ersetzten Bandelemente vor mechanischer Überlastung in der vulnerablen Frühphase
Graduell zunehmender Belastungstransfer vom synthetischen Bandmaterial auf das körpereigene Bandgewebe

Tabelle 4. Rehabilitation 1988–1989. Isolierte Operation des vorderen Kreuzbandes

Bis 5. Woche	6.–9. Woche	Ab 9. Woche
Bei Entlassung Kniebandage	Teilbelastung mit halbem Körpergewicht	Übergang auf Vollbelastung
Bis 4. Woche abrollen		
4.–6. Woche Teilbelastung mit 20 kg		
Kniebewegung ohne Limitierung, kein Stützverband		

Tabelle 5. Rehabilitation 1988–1989. Bandoperation bei komplexen Instabilitäten

Bis 6. Woche	6.–9. Woche	Ab 9. Woche
Bei Entlassung Oberschenkelscharnierverband	Teilbelastung mit 20 kg	9.–12. Woche Teilbelastung
	Kniebandage	mit halbem Körpergewicht
Belastung mit der Schwere des Beines		Ab 12. Woche
		Übergang auf Vollbelastung
Kniebewegung ohne Limitierung		
Knieprotektion durch Stützverband		

Während des stationären Aufenthaltes wurde das Bewegungsausmaß auf der Motor-schiene und unter krankengymnastischer Anleitung sukzessive gesteigert, begleitet von intensiven Muskelkräftigungsübungen. Die Patienten wurden unter Anlage eines Kniepro-tektors mobilisiert.

Im weiteren Nachbehandlungsablauf wurde zwischen isolierten Versorgungen des vor-deren Kreuzbandes und Bandoperationen wegen komplexer Instabilitäten unterschieden.

Bei isolierten Operationen des vorderen Kreuzbandes erhielten die Patienten bei Entlas-sung eine Kniebandage und führten eine sukzessive Belastungssteigerung mit Übergang auf Vollbelastung nach der 9. postoperativen Woche durch (Tabelle 4).

Bei den operativ versorgten komplexen Instabilitäten erhielten die Patienten zur äußeren Knieprotektion einen Oberschenkelscharnierverband ohne Bewegungslimitierung bis zur 6. postoperativen Woche. Der Übergang auf Vollbelastung wurde nach der 12. Woche gestattet. Obwohl bei den Scharnierverbänden kein Bewegungslimit eingestellt wurde, ergaben sich immer wieder Probleme bei der Erhaltung der bereits während des sta-tionären Aufenthaltes erreichten Kniebeweglichkeit. Schwellungszustände im Kniebereich, Übervorsichtigkeit der Patienten sowie Schmerzen bei Bewegung im Scharnierverband führten häufig dazu, daß sich ein Streckdefizit einstellte und es auch zu Beugeverlusten kam. Viele Patienten entwickelten trotz Krankengymnastik ein deutliches Muskeldefizit, nicht selten stellten sich auch Unterschenkelthrombosen ein (Tabelle 5).

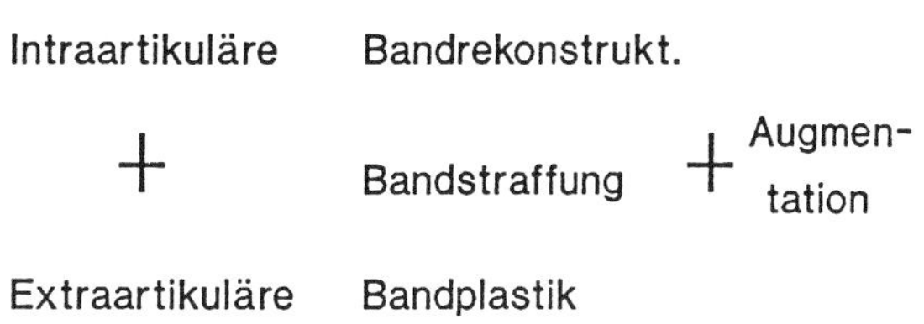

Intraartikuläre   Bandrekonstrukt.

$+$ Bandstraffung $+$ Augmentation

Abb. 3. Bandchirurgie
am Kniegelenk   Extraartikuläre   Bandplastik

Aktuelle Operationstechnik und Rehabilitation

Um unabhängig von der Verletzungsmorphologie in der Nachbehandlung bei allen Bandoperationen des Kniegelenkes eine externe Protektion durch Kunststoff- und Gipsstützverbände oder vorgefertigte Orthesen generell zu vermeiden, wird seit Anfang 1990 neben der systematischen Augmentation der rekonstruierten oder ersetzten Kreuzbänder auch medial und lateral eine Verstärkung mit synthetischem Bandmaterial durchgeführt, wenn dort versorgungspflichtige Bandinsuffizienzen vorliegen. Dazu wird das 10 mm breite PDS-Band verwendet. Während sich das PDS-Material nach unseren Erfahrungen für die Kreuzbandaugmentation nicht bewährt hat, ist es durchaus geeignet, die seitliche Kniestabilität so lange zu sichern, bis die wesentlich schneller heilenden periartikulären Kapsel-Band-Strukturen genügend Festigkeit erlangt haben (Abb. 3).

Außer dem Verzicht auf jegliche äußere Knieprotektion wurde die Nachbehandlung zeitlich gestrafft, die Belastungen des Kniegelenkes wurden forciert. Vor allem wird besonderes Augenmerk darauf gelegt, daß die volle Knieextension von Anfang an erhalten bleibt (Tabelle 6, Abb. 4).

Tabelle 6. Nachbehandlung während des stationären Aufenthaltes

Kryotherapie
Isometrische Spannungsübungen
CPM aus voller Extension mit zunehmender Flexion
Krankengymnastische Innervations- und Funktionsschulung der Muskulatur
Elektrotherapie (evtl.)
Aktive Bewegungsübungen ohne Limitierung
Gangschulung an Gehstützen

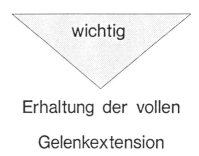

Abb. 4. Rehabilitation nach Bandoperationen am Knie

wichtig

Erhaltung der vollen Gelenkextension

100

Tabelle 7. Rehabilitation ab 1990. Keine Bewegungseinschränkung, keine externe Knieprotektion

---

Bis 8. Woche: Primäre Rehabilitationsphase
Bewegungsübungen, Kräftigung der Muskulatur, sukzessive Belastungssteigerung
bis zur Vollbelastung

9.–16. Woche: Sekundäre Rehabilitationsphase
Vollbelastung, Steigerung des Gehvermögens,
Intensivierung des Muskeltrainings

17.–24. Woche: Tertiäre Rehabilitationsphase
Normalisierung von Kraft, Ausdauer, Koordination und Schnelligkeit

---

Unser aktuelles Nachbehandlungs- und Rehabilitationskonzept gliedert sich in 3 Phasen:

– Die primäre Rehabilitationsphase erstreckt sich bis zur 8. Woche. In dieser Zeit sind uneingeschränkte Bewegungsübungen, intensive Kräftigungsübungen der Muskulatur und eine zunehmende Belastungssteigerung bis zur Vollbelastung durchzuführen. Entlassen werden die Patienten mit einer Kniebandage. Bis zur 4. postoperativen Woche wird mit dem Gewicht des Beines belastet, danach wird die Belastung auf 20–30 kg gesteigert, und ab der 6. Woche dürfen die Patienten zunehmend voll belasten. Voraussetzung für den Übergang auf Vollbelastung sind nahezu volle Kniestreckung, gut entwickelte Muskulatur und ein weitgehend reizloses Gelenk.
– Die sekundäre Rehabilitationsphase umfaßt den Zeitraum von der 9.–16. Woche. Sie beinhaltet Gehen ohne Gehstützen, Steigerung der Kniebelastung durch Ausdehnung der Gehstrecken und Treppensteigen sowie eine Intensivierung des Muskeltrainings durch Fahrradfahren, Kraulschwimmen und Kraftmaschinen.
– In der tertiären Phase von der 17.–24. Woche soll von den sportlich ambitionierten Patienten die Normalisierung von Kraft, Ausdauer, Koordination und Schnelligkeit erreicht werden.

Danach wird den Patienten die Rückkehr zu sportlichen Aktivitäten gestattet, beginnend mit einfachem Laufen, gefolgt von Laufübungen mit plötzlichem Richtungswechsel, und danach anschließend Sprungübungen. Wettkampfsport und Kontaktsportarten werden erst nach dem 8. Monat gestattet (Tabelle 7).

Diskussion

Aufgrund verbesserter Operationstechniken und unter dem Einfluß der negativen Auswirkungen langer Immobilisationszeiten auf alle Gelenkstrukturen und die gesamte Extremität wurde Nachbehandlung und Rehabilitation operativ versorgter Knieinstabilitäten immer funktioneller. Damit wird insbesondere den tierexperimentell gewonnenen Erkenntnissen Rechnung getragen, daß für Kollagensynthese, Faserausrichtung und Festigkeit der Bandstrukturen, aber auch für die Knorpelernährung frühzeitige Bewegungen und funktionelle Beanspruchungen der Gelenke von großer Bedeutung sind [8, 11, 14, 15, 19].
Sowohl nach Rekonstruktion als auch nach autologem Ersatz der Kreuzbänder bedarf es jedoch langer Zeiträume, bis die reparierten Bänder und die Transplantate sich zu belastba-

ren, biomechanisch funktionierenden Stabilisatoren regeniert haben [1, 2, 4, 5, 7, 12, 13]. In der frühen postoperativen Phase weisen die Strukturen nur eine geringe Zugfestigkeit auf, die sich erst mit zunehmender Bandheilung und Transplantatrevaskularisierung allmählich steigert. Auch Biotransplantate mit hoher Primärstabilität unterliegen infolge nekrotisierender Prozesse einem erheblichen Festigkeitsverlust [3, 9]. Die reparierten Bänder und Transplantate sind daher in hohem Maße gefährdet, durch mechanische Überlastung eine Überdehnung, Lockerung oder Zerreißung zu erleiden, wenn nicht über einen genügend langen Zeitraum eine effektive Band- und Transplantatprotektion vorgenommen wird.

Wenn dies durch lange Immobilisation der Kniegelenke in Stützverbänden oder in Scharnierverbänden sowie Orthesen mit Bewegungslimitierung geschieht, ist einerseits der Schutz nicht sicher gewährleistet, andererseits sind regressive Schäden an den Gelenkstrukturen vorprogrammiert. Von Lobenhoffer u. Blauth [10] wurde festgestellt, daß nur 20% ihrer primär immobilisiert nachbehandelten Patienten nach Lig.-patellae-Plastik zum Ersatz des vorderen Kreuzbandes eine freie Streckung aufwiesen und dadurch in ihren sportlichen Aktivitäten deutlich behindert waren. Auch andere Autoren berichten, daß eines der wesentlichen Probleme nach Kapsel-Band-Operationen die fibrotische Einsteifung der Gelenke ist [18]. Obwohl wir wissen, daß das Ergebnis einer Kniebandoperation von vielen Faktoren abhängt, halten wir es wie Sachs et al. [16] für besonders wichtig, daß in der Rehabilitation höchste Priorität auf den Erhalt der vollen Kniestreckung gelegt wird.

Die von uns systematisch angewendete Augmentationstechnik mit synthetischem Bandmaterial versetzt uns in die Lage, die Kniegelenke direkt postoperativ beginnend frei passiv und aktiv durchzubewegen und ohne jegliche äußere Protektion nachzubehandeln. Weiter bietet sie den Vorteil, frühzeitiger belasten zu können, so daß die Patienten wesentlich kürzer an Gehstützen verbleiben müssen und viel früher zu ihren beruflichen Aktivitäten zurückkehren können. Auch die Rückkehr zu leichter sportlicher Betätigung wird bereits nach einem halben Jahr gestattet, ohne negative Auswirkungen auf die Bandstabilität befürchten zu müssen.

Eindeutig können wir wie auch andere Untersucher [17] feststellen, daß durch eine rein funktionelle, forcierte Rehabilitation sich die häufig zu beobachtenden Komplikationen, wie fehlende Streckung, chondropathische Beschwerden, Schwellung und Reizzustände der Gelenke, nahezu vollständig vermeiden lassen.

Insgesamt wurde durch die Augmentationstechnik, die in einer Verlagerung der temporären Bandprotektion in das Gelenk hinein besteht, die Rehabilitation sowohl für Arzt, Physiotherapie und nicht zuletzt für den Patienten selbst einfacher, effektiver, sicherer und kürzer.

Literatur

1. Arnoczky SP, Tarvin GB, Marshall JL (1982) Anterior cruciate ligament replacement using patellar tendon: a surgical and morphologic study in dogs. J Bone Joint Surg [Am] 64:217–224
2. Blauth W, Hassenpflug J (1985) Gedanken zur Kreuzbandrekonstruktion unter besonderer Berücksichtigung von synthetischem Ersatzmaterial. Unfallchirurg 88:118–125
3. Bosch U, Decker B, Kasperczyk W, Oestern HJ, Tscherne H (1989) Biological aspects of long-term failure of autografts after cruciate ligament replacement. Arch Orthop Trauma Surg 108:368–372
4. Chiroff RT (1975) Experimental replacement of the anterior cruciate ligament. J Bone Joint Surg [Am] 57:1124–1127

5. Clancy WG, Narechania RG, Rosenberg TD, Gmeiner JG, Wisnefske DD, Lange TA (1981) Anterior and posterior cruciate ligament reconstruction in rhesus monkeys. J Bone Joint Surg [Am] 63: 1270–1284
6. Echtermeyer V, Gotzen L (1981) Differenzierte Nachbehandlung von Kapselbandoperationen am Kniegelenk. Tagungsbericht 26. Unfallseminar der Med. Hochschule Hannover
7. Eriksson E (1976) Reconstruction of the anterior cruciate ligament. Orthop Clin North Am 7:167–179
8. Hart OP, Dahners LE (1987) Healing of medial collateral ligament in rats. J Bone Joint Surg [Am] 69:1194–1199
9. Kennedy JC, Roth JH, Mendenhall HV, Sanford JB (1980) Intraarticular replacement in the anterior cruciate ligament deficient knee. Am J Sports Med 8:1–8
10. Lobenhoffer P, Blauth M (1989) Die Sportfähigkeit nach Kniebandplastiken. Hefte Unfallheilkd 203:186–192
11. Long ML, Frank C, Schachar NS, Dittrich D, Edwards GE (1982) The effects of motion on normal and healing ligaments. Transaction of the 28th Annual ORS 43
12. McPherson GK, Mendenhall HV, Gibbons DF et al. (1985) Experimental, mechanical and histological evaluation of the Kennedy ligament augmentation device. Clin Orthop 196:186–195
13. O'Donoghue DH, Rockwood CA, Frank GR, Jack SC, Kenyon R (1966) Repair of the anterior cruciate ligament in dogs. J Bone Joint Surg [Am] 48:503–519
14. Piper TL, Whiteside LA (1980) Early mobilisation after knee ligament repair in dogs: experimental study. Clin Orthop 150:277–282
15. Roth JH, Mendenhall HV, McPherson GK (1988) The effect of mobilisation on goat knees following reconstruction of the anterior cruciate ligament. Clin Orthop 229:278
16. Sachs RA, Daniel DM, Stone ML, Garfein RF (1989) Patellofemoral problems after anterior cruciate ligament reconstruction. Am J Sports Med 17:760–765
17. Shelbourne KD, Nitz P (1990) Accelerated rehabilitation after anterior cruciate ligament reconstruction. Am J Sports Med 18:292–299
18. Strum GM, Freidman MJ, Fox JM, Ferkel RD, Dorey FH, Del Pizzo W, Snyder SJ (1989) Acute anterior cruciate ligament reconstruction – Analysis of complications. Clin Orthop 253:184–189
19. Woo SLY, Inoue M, McGurk-Burleson E, Gomez MA (1987) Treatment of the medial collateral ligament injury II. Am J Sports Med 15:22–29

Nachbehandlung: das Tübinger Modell

K. H. Winker und K. Weise

Berufsgenossenschaftliche Unfallklinik Tübingen (Ärztl. Direktor: Prof. Dr. Dr.h.c. S. Weller), Schnarrenbergstr. 95, W–7400 Tübingen, Bundesrepublik Deutschland

Ziel der Behandlung von Kreuzbandverletzungen nach operativer Wiederherstellung der ligamentären und kapsulären Gelenkstrukturen ist die Wiedererlangung der aktiven und passiven Stabilität und Funktion des Kniegelenkes. Nach einwandfreier operativer Technik einschließlich Blutstillung, exakt durchgeführtem Wundverschluß und Verband kommt der Nachbehandlung eine entscheidende Bedeutung zu. Dazu ist ein Höchstmaß an Zusammenarbeit und Verständnis zwischen Patient, Arzt, Krankengymnast und – beim Leistungssportler – auch Trainer notwendig. Zur Erlangung dieses Ziels erhalten unsere Patienten – neben ausführlicher mündlicher Aufklärung präoperativ – nach der Operation ein

Hefte zur Unfallheilkunde, Heft 217
K. Weise / S. Weller (Hrsg.)
© Springer-Verlag Berlin Heidelberg 1991

Informationsblatt, in dem in verständlicher Sprache die Verletzung, das Vorgehen bei der Operation und – ausführlich – die Phasen der Nachbehandlung dargestellt sind. Dieser Zeit- und Therapieplan gilt als Richtschnur; Art und Ausdehnung der Verletzung, ihre operative Versorgung sowie Alter, Beruf und sportliche Aktivität des Patienten nehmen Einfluß auf die Durchführung der Behandlung.

Grundsätzlich werden nach heutiger Kenntnis und Erfahrung folgende Behandlungsabschnitte unterschieden:

– Schutz der (fallweise durch Augmentation) operativ versorgten Kapselbandstrukturen durch gezielte Teilbewegung und begrenzte Immobilisierung des Kniegelenkes. Die Nachteile der länger anhaltenden Ruhigstellung für Knorpel, periartikuläres Bindegewebe, Muskeln und Knochen sind bekannt. In Kenntnis der negativen Auswirkungen postoperativer Schmerzzustände auf den Allgemeinzustand des Patienten und auf die Funktion der motorischen Einheit der Typ-I- und Typ-II-Fasern speziell des M. quadriceps werden analgesierende Maßnahmen, wie Eisbehandlung, Periduralanästhesie oder lokale Betäubungsverfahren (3-in-1-Block), mit gutem Erfolg eingesetzt.

– Nach Entwöhnung vom Gipsverband soll der Patient *schrittweise* verlorene Muskelkraft und Gelenkfunktion zurückerlangen. Hinzu kommen spezielle krankengymnastische Übungstechniken (PNF), Kälte-, Elektro- und Hydrotherapie und spezielle Übungsformen, wie z.B. isokinetisches Muskeltraining, zur Anwendung.

Unser z.Z. (Januar 1990) an der Berufsgenossenschaftglichen Unfallklinik Tübungen geübtes Nachbehandlungsschema soll im folgenden dargestellt werden:

Phase I

Bereits am 1. postoperativen Tag werden noch unter dem Schutz der Wunddrainagen isometrische Anspannungsübungen in der präoperativ angefertigten Oberschenkelliegegipsschale in einer Beugestellung von 20–25° im Kniegelenk durchgeführt und mit der kontinuierlichen passiven Bewegung (CPM) auf der elektrischen Bewegungsschiene in einem Bewegungsausmaß von Flexion/Extension 0-20-60° begonnen. Dieser Bewegungsbereich wurde ausgewählt in der Annahme, daß dabei möglichst wenig Spannung auf die versorgten Kreuzbandstrukturen erfolgt. Etwa am 3.–4. postoperativen Tag kann der Patient das Bein ausreichend stabilisieren, um Gehübungen ohne Belastung des operierten Beines vorzunehmen.

Phase II

Nach erfolgter Wundheilung am ca. 11.–12. postoperativen Tag erhält der Patient für weitere etwa 2 1/2 Wochen einen zirkulären Gipstutor in 10–15°-Beugung des Kniegelenkes und wird mit 2 Unterarmgehstützen mit der Anweisung nach Hause entlassen, die erlernten isometrischen Übungen fortzusetzen.

Phase III und IV

Mit dem Abschluß der 4. Woche wird der Gipstutor (Oberschenkelliegegips) zur dorsalen Schale ohne Fußteil verändert, und unter Anwendung der aktiven Übungsbehandlung erfolgt die Entwöhnung vom Gipsverband unter stationären Bedinungen. Dabei wird darauf geachtet, daß ganze Muskelgruppen und Muskelketten im Zusammenspiel zu koordinierten Bewegungsabläufen richtig eingesetzt werden (PNF, „propriozeptive neuromuskuläre Fazilitation"). Eine rasche Steigerung des Bewegungsumfanges im Kniegelenk wird bewußt vermieden, um genähte Bandstrukturen nicht zu überdehnen und dadurch zu gefährden. Eine kontrolliert *zunehmende Belastung* des operierten Beines im Rahmen der Gehschulung sowie im Bewegungsbad in unterschiedlicher Wassertiefe sowie die Erreichung von 0-10-90° Flexion/Extension sind die Ziele dieser Behandlungsstadien.

Phase V

Unter krankengymnastischer Anleitung wird in der 9.–10. Woche ambulant das Gangbild bis zum Weglassen der Gehstützen bei Vollbelastung und dem Funktionsziel 0-5-110° Extension/Flexion vervollkommnet. Frühestens in dieser Zeit können leichte sportliche Aktivitäten, wie Schwimmen unter vornehmlichem Einsatz des Kraulbeinschlages und Radfahren unter Vermeidung von Bergstrecken, wiederaufgenommen werden. In diese Phase fällt auch das Mitwirken des Trainers beim Leistungssportler. Spezielle Trainingsprogramme, evtl. unter Miteinbeziehung isokinetischer Trainingsmethoden werden erstellt. Leichte Läufe mit gutem Schuh auf weichem Boden sind möglich.

Phase VI

Etwa ab der 11. Woche ist die volle Kniegelenkfunktion erreicht, krankengymnastische Anleitung ist nicht mehr erforderlich, Übungen mit Gewichten zur Verbesserung der Muskelkraft sowie Intervalltraining werden möglich und stehen im Vordergrund.

Phase VII

Ca. 4 Monate postoperativ können sportartspezifische Übungen und gezielte Vorbereitung auf den wettkampfmäßigen Leistungssport einsetzen. Kampfsportarten sowie alpiner Skilauf sollen nicht vor Ablauf von 9–12 Monaten nach der Operation wiederaufgenommen werden.

V. Besondere Aspekte der funktionellen Begleit- und Nachbehandlung

Die krankengymnastische Begleit- und Nachbehandlung nach operativ versorgten Kniebandverletzungen

B. Kayser

Berufsgenossenschaftliche Unfallklinik, Schnarrenbergstr. 95, W–7400 Tübingen, Bundesrepublik Deutschland

Mobilisationsphase I

Diese beginnt am 1. postoperativen Tag und dauert bis zur 5. postoperativen Woche, wobei nach Abschluß der Wundheilung nach ca. 14 Tagen die Entlassung des Patienten erfolgt.

Die Patienten sind zunächst mit einem Oberschenkelliegegips versorgt, der beim 1. Verbandswechsel zu einer dorsalen Gipsschale verändert wird. Bei der Entlassung bekommen sie erneut einen Oberschenkelliegegips.

Ziele der krankengymanstischen Therapie sind:

- Resorptionsförderung,
- Förderung der Knorpelernährung,
- Erhaltung bzw. Verbesserung der Gleitfähigkeit intra- und extrakapsulärer Strukturen,
- Erhaltung bzw. Verbesserung der intramuskulären und intermuskulären Koordination,
- Schulung von Körperwahrnehmung und -kontrolle hinsichtlich Haltung und Bewegung,
- Förderung differenzierter Muskelarbeit,
- Verhindern eines Entlastungssyndroms bei Leistungssportlern.

Unter Berücksichtigung dieser Ziele ist es verständlich, daß am 1. postoperativen Tag mit der krankengymnastischen Therapie begonnen und diese bis zum Entlassungstag fortgeführt wird. Sie umfaßt folgende Maßnahmen:

- differenziertes krankengymnastisches Übungsprogramm,
- elektrische Bewegungsschiene Extension/Flexion von 0-20-60°,
- eigenständiges Ausführungen des Übungsprogrammes durch den Patienten.

Hefte zur Unfallheilkunde, Heft 217
K. Weise / S. Weller (Hrsg.)
© Springer-Verlag Berlin Heidelberg 1991

Differenziertes Übungsprogramm

Zunächst lernen die Patienten, unter Anleitung genau festgelegte Übungen auszuführen. Die Ausführung wird kontrolliert und ggf. korrigiert. So wird zum eigenständigen Üben angeleitet. Das ist wichtig, da die Patienten während ihres ungefähr 14tägigen Aufenthaltes zu Hause das Übungsprogramm konsequent, eigenständig und korrekt ausführen sollen. Der Patient arbeitet in dieser Phase mit der kniegelenkumgebenden Muskulatur (insbesondere der ischiokruralen Muskulatur) überwiegend statisch (mögliche Techniken: PNF, Stemmführungen nach Brunkow, funktionelles Quadrizepstraining nach dem Konzept der FBL etc.)

Zunächst wird mit den nicht betroffenen Extremitäten begonnen, wobei ein gezielter Einsatz der Muskulatur des verletzten Beines anzustreben ist. Sehr bald wird auch direkt mit der verletzten Extremität geübt, um die hüft- und kniegelenkumgebende Muskulatur im Hinblick auf Kräftigung und Stabilisation der Beinachsen zu fordern. Als Ergänzung dient in dieser stationären Phase der Einsatz der elektrischen Bewegungsschiene, die ein langsames, kontinuierliches, passives Bewegen in dem betroffenen Kniegelenk sowie den angrenzenden Gelenken ermöglicht. Das Bewegungsausmaß ist zunächst auf Extension/Flexion 0-20-60° beschränkt, um eine Überdehnung des Kreuzbandes auszuschließen.

Mobilisationsphase II

Diese erstreckt sich über einen 2- bis 3wöchigen stationären Aufenthalt, d.h. bis ca. zur 6.–7. postoperativen Woche. Zunächst wird aus dem Oberschenkelliegegips eine dorsale Tutorschale gefertigt, die der Patient zur besseren Stabilisation des betroffenen Kniegelenkes anfangs anlegt.

Ziele der krankengymanstischen Therapie sind:

- Förderung der intramuskulären und intermuskulären Koordination,
- Stabilisierung und Kontrolle der Beinachsenstellung,
- Steigerung der Beinbelastung, d.h. der Patient kommt während des stationären Aufenthaltes zur vollen Belastung,
- Erweiterung des aktiven Bewegungsausmaßes Extension/Flexion auf 0-10-90°,
- Verbesserung von Kraft und Ausdauer.

Aufgrund dieser Ziele ergibt sich ein umfangreiches Therapieprogramm:

- differenziertes krankengymnastisches Übungsprogramm,
- Bewegungsbad,
- elektrische Bewegungsschiene Extension/Flexion von 0-10-90°,
- Training mit Hanteln und Deuser-Band,
- Einsatz von Schlingengerät, Zugapparaten und isokinetischen Geräten,
- Beschäftigungstherapie.

Das differenzierte krankengymnastische Übungsprogramm unterscheidet sich insofern von dem der 1. Mobilisationsphase, als der Patient das Kniegelenk jetzt aktiv im Ausmaß 0-10-90° Extension/Flexion bewegen darf. Zu den Gesichtspunkten der Kräftigung und

Stabilisation kommt nun die aktive Mobilisation des Kniegelenkes hinzu. Auch in dieser Phase beginnt das Übungsprogramm indirekt und gezielt an den gesunden, kräftigen Extremitäten. Um das Kreuzband zu schonen, wird bei der Auswahl der Übungen darauf geachtet, daß es zunächst zu keiner extremen Rotation im betroffenen Kniegelenk kommt. Bei zunehmender Muskelkraft soll der Patient nun lernen, seine Beinachsenstellung auch bei zunehmender Belastung zu stabilisieren. Bei der krankengymnastischen Therapie werden jetzt auch verschiedene Geräte gewählt. Die adäquate Auswahl von Ausgangsstellungen (z.B. Sitz an der Bettkante, auf dem Hocker oder auf dem Pezziball etc.) und Geräten ermöglicht eine Belastungssteigerung des verletzten Kniegelenkes. Dies geschieht auch durch die Steigerung des Schwierigkeitsgrades der ausgewählten Übungen.

Mobilisationsphase III

Diese ambulante Phase erstreckt sich nochmals auf 1–3 Wochen, d.h. die 7.–10. postoperative Woche, und soll den Patienten zur vollen Einsatzfähigkeit seines betroffenen Beines bei Alltagsbewegungen und -belastungen führen.

Ziele der krankengymnastischen Therapie sind:

- automatische Kontrolle der Beinachsenstellung,
- Erweiterung des aktiven Bewegungsausmaßes auf 0-5-110° Extension/Flexion,
- weitere Verbesserung von Kraft und Ausdauer.

Dazu werden folgende Maßnahmen durchgeführt:

- differenziertes krankengymnastisches Übungsprogramm,
- isokinetische Trainingsgeräte,
- eigenständiges Üben.

In dieser letzten Mobilisationsphase wird vorwiegend unter voller Belastung geübt, und der Patient wird dazu geführt, seine Beinachsenstellung reaktiv zu stabilisieren, was den Alltagsbewegungen und -belastungen entspricht.

Die Anwendung von Zugapparaten und isokinetischen Trainingsgeräten sollte weiterhin unter krankengymnastischer Kontrolle stattfinden, bevor sie alleine oder mit einem Trainer fortgeführt wird.

Sportler unter den Patienten können nach Abschluß der Mobilisationsphase III mit vorbereitenden Maßnahmen ihres sportspezifischen Trainingsprogrammes beginnen.

Literatur

1. Heim U, Baltensweiler J (1989) Checkliste Traumatologie, 3. überarb. Aufl. Thieme, Stuttgart New York
2. Klein-Vogelbach S (1981) Ballgymnastik zur funktionellen Bewegungslehre. Springer, Berlin Heidelberg New York
3. Klein-Vogelbach S (1986) Therapeutische Übungen zur funktionellen Bewegungslehre, 2. überarb. Aufl. Springer, Berlin Heidelberg New York Tokyo
4. Rauber, Kopsch Lehrbuch und Atlas der Anatomie des Menschen Bd 1. Thieme, Stuttgart New York

5. Reifferscheid M, Weller S (1989) Chirurgie, 8. neubearb. u. erw. Aufl. Thieme, Stuttgart
6. Wolff R (1989) Zentrale Themen aus der Sportorthopädie und Traumatologie. Hefte Unfallheilkd 203

Elektrostimulation

H.-J. Appel[1], F. Duesberg[2] und A. Verdonck[2]

[1] Institut für Experimentelle Morphologie der Deutschen Sporthochschule Köln, Carl-Diem-Weg 6, W–5000 Köln 41, Bundesrepublik Deutschland
[2] Abteilung Physikalische Therapie und REhabilitation am Krankenhaus für Sportverletzte Hellersen (Chefarzt Dr. H. Klose), Paulmannshöher Str. 17, W–5880 Lüdenscheid, Bundesrepublik Deutschland

Bei normaler physiologischer Muskelarbeit erfolgt die Rekrutierung der Muskelfasern bzw. der motorischen Einheiten typischerweise so, daß bei niedrigen und mittleren Intensitäten zunächst die langsamen, aber ausdauernden Typ-I-Fasern arbeiten, während die Typ-II-Fasern erst bei hohen Intensitäten rekrutiert werden. Somit kommen die Typ-II-Fasern nur bei hohen Kraft- oder extremen Ausdauerleistungen zum Einsatz, sie bestimmen auf der anderen Seite jedoch die Krafteigenschaften eines Muskels wesentlich mit. Externe Elektrostimulation dreht diese Verhältnisse um: Ein über Oberflächenelektroden angelegter Wechselstrom reizt den Muskel immer über seine versorgenden Nervenfasern. Die Reizschwelle der dickeren Axone, die Typ-II-Fasern versorgen, liegt niedriger als die der dünnen (Typ-I-) Axone [4]. Daraus folgt, daß bei Elektrostimulation nach funktionellem Muster [2] immer alle Typ-II-Fasern angesprochen werden, was bei willkürlichen Kontraktionen praktisch nicht erreicht werden kann. Liegt die Stimulationsintensität (angegeben in mA) hoch genug, kann man mit 100%iger Rekrutierung des stimulierten Muskelbezirks rechnen.

Zahlreiche Arbeiten berichten von einem positiven Effekt der Elektrostimulation auf die Muskelkraft [6–13]. Die zugrundeliegenden strukturellen Apassungserscheinungen wurden licht- und elektronenmikroskopisch von unserem Arbeitskreis untersucht [2]. Unter anderem zeigte sich eine verstärkte Wirkung auf die Typ-II-Fasern, bei denen Veränderungen um 35–55% festgestellt wurden, während sie bei Typ-I-Fasern nur 10–20% betrugen [7]. Wir sind jedoch noch weit davon entfernt, sämtliche Mechanismen einer Elektrostimulation zu verstehen. So muß etwa auch ein Einfluß auf spinaler Ebene angenommen werden.

Nach operativen Eingriffen am Bewegungsapparat und nachfolgender Ruhigstellung beobachtet man häufig eine Unfähigkeit des Patienten, die betroffene Muskulatur willkürlich anzuspannen, häufig aus der Angst vor Schmerzen, sicher auch wegen sog. reflektorischer Paresen. Eine Aufnahme des rehabilitativen Trainingsprogramms kann deswegen verzögert werden oder ist in der ersten Zeit wenig erfolgversprechend. Durch Elektrostimulation sollte es gelingen, über eine Durchbrechung der Innervationshemmung frühzeitig nutzbringende trophische Effekte der Muskulatur zu bewirken. Hier soll über vorläufige Befunde am M. vastus medialis berichtet werden, dessen Problematik im Rahmen einer

Hefte zur Unfallheilkunde, Heft 217
K. Weise / S. Weller (Hrsg.)
© Springer-Verlag Berlin Heidelberg 1991

Immobilisationsatrophie und der nachfolgenden krankengymnastischen Wiederherstellung allgemein bekannt ist.

Untersuchungsgut und Methode

Die Untersuchung wurde an insgesamt 98 kreuzbandoperierten Patienten beiderlei Geschlechts des Krankenhauses für Sportverletzte Hellersen im Alter von 17 bis 45 Jahren durchgeführt. Das allgemeine Nachbehandlungskonzept sieht eine frühfunktionelle Mobilisierung ab dem 4. postoperativen Tag auf der Bewegungsschiene mit isometrischen Kontraktionsübungen vor, das einen Bewegungsumfang von 40–60° eröffnet. Nach stationärer Wiederaufnahme in der 7. Woche erfolgt eine intensive krankengymnastische Betreuung, so daß bis zur 8. Woche ein Bewegungsausmaß von 20–90° erreicht wird. Ab der 12. Woche ist vom Standpunkt des Operateurs aus das Kniegelenk normalerweise stabil genug, um im Rahmen der Alltagsmotorik wieder voll belastet zu werden. Dafür ist eine weitgehend leistungsfähige Muskulatur von großer Wichtigkeit.

Die an der Studie beteiligten Patienten wurden randomisiert in vier Gruppen aufgeteilt:

- Kontrollgruppe: Diese Patienten erhielten die normale, oben kurz dargestellte krankengymnastische Behandlung, wie auch die übrigen Gruppen, die jedoch zusätzlich elektrostimuliert wurden.
- Gruppe 1/6: Diese Patienten erhielten ab dem 5. Tag bis zum Ende der 6. Woche eine Elektrostimulation.
- Gruppe 7/12: Die Elektrostimulation erfolgte für diese Patienten nach stationärer Wiederaufnahme von der 7. bis zur 12. Woche.
- Gruppe 1/12: Diese Patienten wurden vom 5. Tag bis zur 12. Woche elektrostimuliert.

Die Elektrostimulation erfolgte mit dem Gerät Microstim (Fa. Krauth und Timmermann) an M. vastus medialis und M. vastus lateralis 3mal täglich über einen Zeitraum von jeweils 30 min. Die Benutzung der (z.T. mit nach Hause gegebenen) Geräte durch die Patienten konnte über einen Speicher, der die Betriebsstunden registriert, kontrolliert werden. Bei dem zur Stimulation verwendeten Strom handelt es sich um einen geschwellten Wechselstrom mit biphasischen, gleichstromfreien Rechteckimpulsen: Stimulationszeit 7 s, Pausenzeit 12 s, Frequenz 35 Hz, Impulsbreite 250 μs, Intensität variabel 25–80 mA, je nach subjektiver Empfindlichkeit des Patienten, aber so hoch, daß in jedem Fall eine tetanische Kontraktion erreicht wurde. Die Patienten waren aufgefordert, die durch Elektrostimulation hervorgerufene Kontraktion willkürlich zu unterstützen.

Der Erfolg der Behandlung wurde anhand des Volumens der unterschiedlichen Anteile des M. quadriceps femoris festgestellt. Die Diagnose erfolgte mit Hilfe der Sonographie [14]. Wir verwendeten das Ultraschallgerät Imager 2380 (Fa. Siemens) mit einem 5-MHz-Linearschallkopf. Bei fixiertem Oberschenkel wurden an standardisierten Punkten die Mm. vasti lateralis und medialis vermessen, und zwar nach 0, 6 und 12 Wochen nach Operation; Bezugsgröße (= 100%) war das Muskelvolumen vor der Operation. Die Messungen erfolgten in angespanntem und entspanntem Zustand, wobei keine größeren Unterschiede feststellbar waren.

110

Ergebnisse und Diskussion

Der M. vastus medialis der Patienten, die die herkömmliche krankengymnastische Behandlung erhalten hatten, zeigte sowohl nach 6 wie auch nach 12 Wochen ein Defizit von ca. 25%. Daß die Atrophie nicht ein noch größeres Ausmaß angenommen hatte, wie allgemein in der Literatur beschrieben [1], ist vermutlich der frühfunktionellen Behandlung zuzuschreiben, die eine vollständige Immobilisation über einen längeren Zeitraum ausschließt. Demgegenüber lagen die Restdefizite bei allen Gruppen, die zusätzlich stimuliert worden waren, nach 12 Wochen nur bei 9–13%. Am ausgeprägtesten war der Effekt der Elektrostimulation bei den Patienten, die volle 12 Wochen stimuliert worden waren; insbesondere in angespanntem Zustand wurden hier die besten Werte gemessen, was auch auf einen positiven Einfluß auf die willkürliche Innervationsfähigkeit schließen läßt. Diese Befunde wurden anhand von Kraftmessungen bestätigt [3] und erst kürzlich von Münst (unveröffentlichtes Vortragsmanuskript) auch durch EMG-Messungen eindrucksvoll untermauert. Beim Vergleich der Gruppen, die in den ersten bzw. zweiten 6 Wochen zusätzlich stimuliert worden waren, ließ sich kein eindeutiger Unterschied feststellen, jedoch schnitten die Patienten, die bereits frühzeitig stimuliert worden waren (Gruppe 1/6), tendenziell besser ab. Dies kann zugunsten einer frühzeitigen Innervationsschulung interpretiert werden, die es dem Patienten auch in der konventionellen krankengymnastischen Behandlung erlaubt, willkürlich bessere Trainingsresultate zu erzielen. Angesicht dieser vorläufigen Befunde und weiterer eigener Erfahrungen mit dieser Methode wird gefolgert, daß die Elektrostimulation einen wesentlichen Beitrag zur Wiederherstellung der Muskulatur leisten kann und deshalb in der Nachbehandlung von operativen Eingriffen am Bewegungsapparat verstärkt eingesetzt werden sollte.

Literatur

1. Appel H-J (1986) Skeletal muscle atrophy during immobilization. Int J Sports Med 7:1–5
2. Appel H-J (1987) Über den Einsatz der Elektrostimulation zur Muskelkräftigung in Therapie und Rehabilitation. Phys Ther Theor Prax 8:474–480
3. Arvidsson I, Arvidsson H, Eriksson E, Jansson E (1986) Prevention of quadriceps wasting after immobilization – an evaluation of the effects of electrical stimulation. Orthopedics 9:1519–1528
4. Benton LA, Baker LL, Bowman BR, Waters RL (1983) Funktionelle Elektrostimulation. Ein Leitfaden für die Praxis. Steinkopff, Darmstadt
5. Cabric M, Appell H-J (1987a) Zur Wirkung hochfrequenter Elektrostimulation auf Muskelkraft und Muskelmasse. Dtsch Z Sportmed 38:15–18
6. Cabric M, Appell H-J (1987b) Effect of electrical stimulation of high and low frequency on maximum isometric force and some morphological characteristics in men. Int J Sports Med 8:256–260
7. Cabric M, Appell H-J, Resic A (1988) Fine structural changes in electrostimulated human muscle. Evidence for predominant effects on fast muscle fibers. Eur J Appl Physiol 57:1–5
8. Currier DP, Lehmann J, Lightfoot P (1979) Electrical stimulation in exercise of the quadriceps femoris muscle. Phys Ther 59:1508–1512
9. Eriksson G, Häggmark T (1979) Comparison of isometric muscle training and electrical stimulation supplementing after knee ligament surgery. Am J Sports Med 7:169–171
10. Godfrey CM, Jayawarden H, Quance TA, Welsh P (1979) Comparison of electrostimulation and isometric exercise in strenghtening the quadriceps muscle. Physiother Can 31:256–266
11. Halbach JU, Straus D (1980) Comparison of electromyostimulation to isokinetic training in increasing power of the knee extension mechanism. J Orthop Phys Ther 2:20–24

12. McMiken DF, Todd-Smith M, Thompson C (1983) Strengthening of human quadriceps muscles by cutaneous electrical stimulation. Scand J Rehab Med 15:25–28
13. Selkowitz DM (1985) Improvement of isometric strength of the quadriceps femoris muscle after training with electrical stimulation. Phys Ther 65:186–196
14. Woltering H, Frohberger U, Matthiaß HH (1987) Muskelquerschnittsmessungen mittels Impuls-echosonographie. Dtsch Z Sportmed 38:100–107

Isokinetische Systeme: muskuläre Leistungsdiagnostik in Sport und Rehabilitation

J. Beil

Simssee-Klinik, W–8207 Bad Endorf, Bundesrepublik Deutschland

Das trainingswissenschaftlich fundierte Muskelaufbautraining gewinnt in der Nachbehandlung nach chirurgischen Eingriffen an den Gelenken immer mehr an Bedeutung.

Nach Hollmann u. Hettinger [2] können im Krafttraining verschiedene Kontraktionsformen differenziert werden:

1. Die isometrische Kontraktion: Die statische Kraft ist die Spannung, die ein Muskel oder eine Muskelgruppe in einer bestimmten Position willkürlich gegen einen fixierten Widerstand auszuüben vermag. Das bedeutet, daß im Gelenk der betreffenden Muskulatur keine Bewegung stattfindet, so daß in der Muskulatur eine Spannungserhöhung entsteht, ohne daß sich die Muskelfaserlänge wesentlich verändert.

2. Die isotonische Kontraktion: Die dynamische Kraft ist die, die innerhalb eines gezielten Bewegungsablaufes entfaltet werden kann. Beim isotonischen Krafttraining wird mit einem fixen Gewicht sowie einer variablen, unbekannten Geschwindigkeit gearbeitet. Das Prinzip der isotonischen Belastung besteht darin, daß die Muskelspannung bei gelichzeitiger Muskelfaserlängenänderung im Zuge des Bewegungsablaufes gleich bleibt. Verkürzen sich die Muskelfaserstrukturen unter Belastung, spricht man von einer isotonisch-konzentrischen, verlängern sie sich, von isotonisch-exzentrischen Kontraktionsformen.

3. Die auxotonische Kontraktion: Diese ist eine Mischung aus den beiden zuvor beschriebenen. Diese Kontraktionsform kommt in den meisten Bewegungsabläufen des täglichen Lebens zum Tragen und kann als physiologisch-funktionell bezeichnet werden.

4. Das Krafttraining mit isokinetischen Systemen: Bei isokinetischen Systemen erfolgt eine Kraftentwicklung unter einer im voraus festgelegten Bewegungsgeschwindigkeit und gegen einen Widerstand, der sich mittels elektronisch gesteuerter Mechanik oder Hydraulik während der gesamten Bewegung entsprechend der entwickelten Kraft aufbaut. Isokinetisches Krafttraining ist eine Sonderform des dynamischen Krafttrainings und besteht

Hefte zur Unfallheilkunde, Heft 217
K. Weise / S. Weller (Hrsg.)
© Springer-Verlag Berlin Heidelberg 1991

in gleichförmiger Bewegung bei sich ständig anpassendem Widerstand. Auch gerade bei verminderter Leistungsfähigkeit einer Gelenk-Muskel-Einheit, z.B. durch Schmerz oder Ermüdung, akkomodiert der apparative Regelkreis mit adäquatem Widerstand [1].

Diagnostik mit isokinetischen, computergesteuerten Systemen

Sämtliche Messungen mittels isokinetischer Testgeräte beziehen sich auf Drehmomentmessungen. Diese sind reproduzierbar, objektiv sowie intra- und interindividuell vergleichbar. Beim isokinetischen Cybexgerät lassen sich nahezu sämtliche peripheren Körpergelenke in 18 verschiedenen Bewegungsmustern hinsichtlich einer Vielzahl von Parametern untersuchen.

Am Beispiel einer Kniegelenkmessung (Abb. 1) lassen sich die einzelnen Parameter sehr gut darstellen:

- Das Drehmomentmaximum, d.h. das maximale Drehmoment, das sowohl von der Streck- als auch von der Beugemuskulatur erbracht werden kann. Dieses maximale Drehmoment ist abhängig von der Winkelgeschwindigkeit. Mit zunehmender Winkelgeschwindigkeit verringert sich das maximal aufgebrachte Drehmoment;
- die Relativkraft ist das maximale Drehmoment im Verhältnis zum Körpergewicht in Prozent:
- der Gelenkwinkel, in dem das maximale Drehmoment erbracht wurde: Bei einer Drehmomentmessung mit 60°/s liegt dieser Winkel für die Quadrizepsmuskulatur bei gesunden Probanden zwischen 40 und 70°, bei der ischiokruralen Muskelgruppe zwischen 20 und 40°;

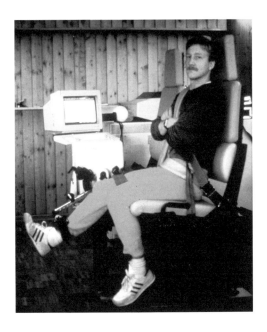

Abb. 1

– das Drehmomentmaximum in 2 beliebig wählbaren Gelenkwinkelstellungen: Das erbrachte Drehmomentmaximum, z.B. bei 10°- und 30°-Extension erlaubt Rückschlüsse auf die Kraft und Stabilisationsfähigkeit der kniegelenknahen Muskulatur;

– die „torque acceleration energy" (Explosivkraft), die als Arbeit in der ersten Achtelsekunde der kräftigsten Bewegung definiert ist und Auskunft über die Explosivkraft der Muskulatur geben soll. Zwangsläufig ist dieser Wert bei einer Winkelgeschwindigkeit von 180°/s höher als bei 60°/s;

– die durchschnittliche muskuläre Leistung, die sich aus Arbeit/Kontraktionszeit berechnet. Die höchste Leistung wird je nach koordinativen Fähigkeiten und Trainingszustand zwischen 180°/s und 300°/s erbracht;

– Die Kraftausdauerleistungsfähigkeit: Werden z.B. bei einer Winkelgeschwindigkeit von 180°/s 30 maximale Kontraktionen durchgeführt, addiert der Rechner alle 30 erbrachten Drehmomente getrennt für Beuger und Strecker. Ferner wird die Summe der ersten 6 der Summe der letzten 6 Kontraktionen prozentual gegenübergestellt. Dieser Parameter gibt Auskunft über die Ermüdungswiderstandsfähigkeit der Muskulatur bei einer maximalen anaerob alaktaziden lokalen Belastung;

– die lokale muskuläre Regenerationsfähigkeit. Wiederholt man nach einer definierten Pause, z.B. nach 60 s, den gerade beschriebenen Kraftausdauertest, so stellt der Rechner die Summe der ersten 30 Kontraktionen der Summe der zweiten 30 Kontraktionen gegenüber und drückt das Verhältnis in Prozent aus. Hochtrainierte Sportler erreichen hier Werte zwischen 80 und 95%;

– der kontralaterale Vergleich. Sämtliche Parameter werden einzeln im Links-rechts-Vergleich prozentual als Defizite sowohl für die Beuge- als auch Streckmuskulatur beschrieben;

– das Agonisten-Antagonisten-Verhältnis: Hier werden z.B. die Drehmomentmaxima der Quadrizepsmuskulatur denen der ischiokruralen Gruppe gegenübergestellt. Bei einer Drehmomentmessung mit 60°/s sollte aus verletzungsprophylaktischer Sicht die Beugemuskulatur ca. 65% des Drehmomentmaximums der Strecker erreichen. Bei zunehmender Winkelgeschwindigkeit nähern sich die Drehmomentmaxima der Beuger denen der Strecker an. Diese Zunahme des Strecker-Beuger-Quotienten ist auf die unterschiedliche Muskelfaserstrukturverteilung der beiden Muskelgruppen zurückzuführen;

– Die Kurvendiagnostik: die Testungen (Primär- und Retests) der verschiedenen Gelenke sollten aus Gründen der Reproduzierbarkeit in definierten Geschwindigkeiten und unter annähernd identischen Testbedingungen bezüglich Geräteaufbau und Testablauf erfolgen. Während der Messung wird auf dem Bildschirm die gerade ausgeführte Bewegungs- und Drehmomentskurve über den gesamten Bewegungsablauf dokumentiert. Bei der visuellen Beurteilung der Kurven wird auf ein annähernd identisches Kurvenbild geachtet. Bei submaximaler Anstrengung ist der Verlauf der Kurve vom Probanden nicht exakt reproduzierbar. Schmerzhemmungen in Form eines nicht parabelähnlichen, unharmonischen Kurvenverlaufs treten immer am selben Ort und in gleicher Intensität auf. Ein kontinuierlicher Abfall der Drehmomentmaxima entspricht einer physiologischen Ermüdung.

Zielsetzung isokinetischer Messungen ist die muskuläre Leistungsdiagnostik im Sinne der:

– Erfassung funktioneller Störungen der Gelenkmechanik,

- Erfassung muskulärer Dysbalancen und Defizite,
- Beurteilung und Steuerung von Kraft- und Muskelaufbautraining.

Die Reliabilität isokinetischer Testverfahren wird von mehreren Untersuchern als hinreichend angesehen [3]. Voraussetzung für die Gültigkeit isokinetischer Tests ist allerdings die Motivation des Probanden, seine Bewegungsausführungen mit maximalem Einsatz hinsichtlich Kraft und Bewegungsgeschwindigkeit zu durchlaufen. Es liegt in der Verantwortung des Untersuchers, ungeeignete Messungen beispielsweise bei ungenügender Motivation, versuchter Simulation oder schmerzhafter Einschränkung als solche zu erkennen und zu verwerfen.

Kontraindikationen für isokinetische Messungen können z.B. mangelnde Belastbarkeit des kardiopulmonalen Systems oder eines Arthrons sein. Gerade nach chirurgischen Kapsel-Band-Rekonstruktionen sollte die Belastbarkeit der operierten Strukturen der tatsächlichen Belastung einer isokinetischen Messung gegenübergestellt werden. Neuere Untersuchungen zur Belastung des vorderen Kreuzbandes zeigen, daß zwischen 60- und 40°-Flexion bei einer Winkelgeschwindigkeit von 300°/s etwa 700 N auf das vordere Kreuzband einwirken [4].

In den USA sind die bereits 1967 von J. Perrine entwickelten isokinetischen Systeme in Orthopädie, Traumatologie und Sportmedizin zum Standard avanciert. Wir stehen in der Bundesrepublik sicher noch am Anfang einer Entwicklung, mit deren kritischem Einsatz wir aber sicher bei Rehabilitation, Trainingssteuerung und muskulärer Leistungsdiagnostik von Patienten und Sportlern gleichermaßen große Schritte nach vorne machen können.

Literatur

1. Duesberg F, Verdonk A (1988) Aspekte isokinetischer Test- und Diagnoseverfahren in der Sportmedizin. In: Spintge R, Droh R (Hrsg) Schmerz und Sport. Interdisziplinäre Schmerztherapie in der Sportmedizin. Springer, Berlin Heidelberg New York Tokyo
2. Hollmann W, Hettinger T (1980) Sportmedizin – Arbeits- und Trainingsgrundlagen. Schattauer, Stuttgart
3. Krüger A (1986) 20 Jahre isokinetisches Training. Leistungssport 3:39–45
4. Nisell R, Ericson MO, Nemeth G, Ekholm J (1989) Tibiofemoral joint forces during isokinetic knee extension. Am J Sports Med 17:49–54

VI. Aspekte der Rehabilitation von Sportverletzungen

Zur Psychologie der Sportverletzungen

H. Gabler

Institut für Sportwissenschaft der Universität Tübingen, Wilhelmstr. 124, W–7400 Tübingen,
Bundesrepublik Deutschland

Es ist sicherlich unbestritten, daß die psychologischen Aspekte der Sportverletzungen in
der einschlägigen Literatur zu kurz kommen. Dies ist v.a. deshalb erstaunlich, weil auch
in der orthopädischen Literatur immer wieder auf die Bedeutsamkeit der psychischen Bedingungen sowohl beim Entstehen von Sportverletzungen als auch bei ihrer Rehabilitation
hingewiesen wird.

Diesen beiden Fragen, nämlich 1. welche psychischen Bedingungen Grundlage jener
Überlastungen des Bewegungsapparates sein können, die zu Sportverletzungen führen,
und 2. wie Sportler die erlittene Verletzung verarbeiten, sollen im folgenden im Sinne
eines kurzen Überblicks behandelt werden.

Wenn wir davon ausgehen, daß Sportverletzungen nur selten rein zufallsbedingt sind,
wie dies z.B. der Fall ist, wenn ein Stabhochspringer stürzt und sich verletzt, weil der
Stab bricht, dann können wir Sportverletzungen als Folge eines *Unfalls* ansehen, d.h. als
Ergebnis menschlichen Fehlverhaltens und von Menschen zu verantwortender Begleit-
umstände, und es gilt, die dem Unfall vorauslaufenden Bedingungen zu analysieren. Diese
Bedingungen lassen sich in überdauernde und aktuelle personinterne sowie personexterne
Bedingungen differenzieren und wie in Abb. 1 aufgeführt darstellen.

Überdauernde personinterne Bedingungen

Individuen unterscheiden sich zunächst in ihren konstitutionellen Voraussetzungen darin,
daß ihr Haltungs- und Bewegungsapparat (genetisch bedingt) in unterschiedlichem Maße
in der Lage ist, Belastungen standzuhalten. Solche *anlagebedingten physischen Schwächen*
können demnach bei einzelnen Sportlern zu einer allgemeinen oder spezifischen Verlet-
zungsanfälligkeit führen.

Häufig wird das Auftreten akuter Sportverletzungen auch dadurch begünstigt, daß bereits
vorliegende *chronische Schäden,* die sich entweder durch eine Summation von Mikrotraumen einschleichen oder die selbst als nicht ausgeheilte Unfallspätfolgen anzusehen sind,

Hefte zur Unfallheilkunde, Heft 217
K. Weise / S. Weller (Hrsg.)
© Springer-Verlag Berlin Heidelberg 1991

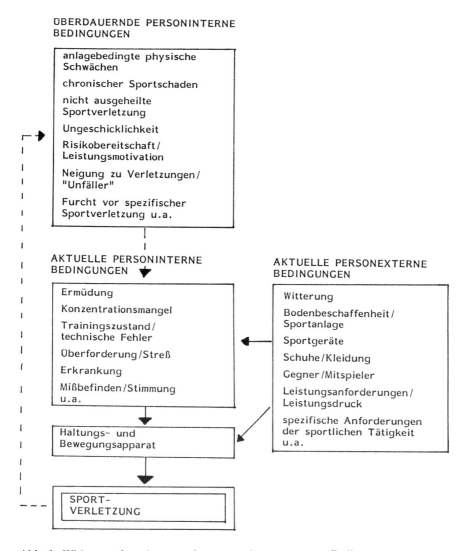

ÜBERDAUERNDE PERSONINTERNE
BEDINGUNGEN

anlagebedingte physische
Schwächen

chronischer Sportschaden

nicht ausgeheilte
Sportverletzung

Ungeschicklichkeit

Risikobereitschaft/
Leistungsmotivation

Neigung zu Verletzungen/
"Unfäller"

Furcht vor spezifischer
Sportverletzung u.a.

AKTUELLE PERSONINTERNE
BEDINGUNGEN

Ermüdung

Konzentrationsmangel

Trainingszustand/
technische Fehler

Überforderung/Streß

Erkrankung

Mißbefinden/Stimmung
u.a.

AKTUELLE PERSONEXTERNE
BEDINGUNGEN

Witterung

Bodenbeschaffenheit/
Sportanlage

Sportgeräte

Schuhe/Kleidung

Gegner/Mitspieler

Leistungsanforderungen/
Leistungsdruck

spezifische Anforderungen
der sportlichen Tätigkeit
u.a.

Haltungs- und
Bewegungsapparat

SPORT-
VERLETZUNG

Abb. 1. Wirkungsgefüge der personinternen und personexternen Bedingungen

im Sinne eines chronischen Reizzustandes von Teilen des Bewegungsapparats das Risiko einer Verletzung erhöhen.

Ähnliches kann für jede akute und *nicht ausgeheilte Sportverletzung* gelten. Sie kann sich erneut verschlimmern oder dazu führen, daß der Sportler gerade aus besonderer Vorsicht ihr gegenüber andere Teile des Bewegungsapparates überstrapaziert und es dadurch zu einer neuen Verletzung kommt. Die bisher genannten überdauernden personinternen Bedingungen sind physischer, die folgenden dagegen psychischer Art.

Wenn ein Unfall dadurch entsteht, daß einzelne Personen sich nicht angemessen an ihre Umwelt anpassen können, dann ist der Faktor *Ungeschicklichkeit* im Sinne einer nicht ausreichenden Beherrschung der Technik einer Sportart als mangelnde Fähigkeit anzusehen, Bewegungsaufgaben zu lösen, d.h. v.a. in neuen oder sich verändernden Situationen Informationen richtig zu verarbeiten, kommende Ereignisse zu antizipieren und Entscheidungen schnell zu treffen.

Die Literatur zeigt jedoch, daß es schwierig ist, von einer gesicherten Korrelation zwischen Verletzungsgefahr und technischem Können auszugehen. Denn – wie Bernett u. Schöffel [1] am Beispiel von schweren Skiverletzungen darstellen – wächst mit verbessertem Können auch die Bereitschaft zum Risiko.

Deshalb ist die *Risikobereitschaft* ein weiterer wichtiger Faktor. Sportler stehen häufig in gefährlichen Situationen (z.B. bei alpinem Skilauf, Skispringen, Geräteturnen, Straßenradfahren, Motorsport) vor der Entscheidung, zwischen Leistungs- und Sicherheitstendenzen abwägen zu müssen. Dies bedeutet, daß weitere Motivationen, insbesondere die Leistungsmotivation, hinter einer solchen Entscheidung stehen und v.a. im Leistungssport die Entscheidung häufig zuungunsten der Sicherheitstendenz im Sinne einer Fehleinschätzung des eigenen Leistungsvermögens beeinflußt wird.

In der allgemeinen Unfallforschung wurde vielfach davon ausgegangen, daß es einen sog. *Unfäller* gibt. Bereits Marbe suchte schon Mitte der zwanziger Jahre den Typus des Unfällers nachzuweisen, um der Unfallverursachung näherzukommen; von der Psychoanalyse wurde dieser Unfäller zum Unfallsüchtigen, zum Selbstzerstörer, zum Aufsässigen oder auch zum Ödipustyp gestempelt. Wenngleich solche Annahmen empirisch nicht nachzuweisen sind, ist allerdings aufgrund der Alltagserfahrung auch nicht zu verkennen, daß einzelne Personen am Unfallgeschehen gehäuft beteiligt sind. Im Sport gehen Ogilvie u. Tutko [7] davon aus, daß verletzungsanfällige Athleten in 3 verschiedene Typen zu unterscheiden sind: „Da ist zunächst der Sportler, der tatsächlich verletzt ist, derjenige, der ständig über Schmerzen klagt, ohne daß eine Verletzung festgestellt werden kann, und schließlich jener, der eine Verletzung vortäuscht" ([7], S. 82).

Beim 1. Typus führen Persönlichkeitsmerkmale wie Rücksichtslosigkeit und Draufgängertum gegenüber anderen und sich selbst, sowie übermäßige Leistungsmotivation zu grenzüberschreitenden Belastungen, die zu tatsächlichen und häufig auftretenden Verletzungen führen.

Beim 2. Typus gehen die Autoren davon aus, „daß die Motivation, die hinter einer solchen Verletzung stehen, dem betreffenden Athleten nicht bewußt sind" (S. 84). Vielmehr wünscht der Athlet geradezu eine Verletzung (im Sinne einer Flucht in die Verletzung), weil er aus ihr Vorteile ziehen kann:

– Er kann sich einem Wettkampf entziehen, bei dem er eine Niederlage zu befürchten hat.
– Er kann Aufmerksamkeit auf sich lenken, Mitleid und Fürsorge von anderen erhalten.
– Geht er in den Wettkampf, so schützt er sich von vornherein gegen negative Kritiken, weil er mögliche schlechte Leistungen auf die Verletzung zurückführen kann.
– Die gleiche sog. externale Kausalattribuierung gilt beispielsweise für Fußballspieler, die wegen schlechter Leistungen ausgewechselt werden und demonstrativ humpelnd das Spielfeld verlassen.

Wenngleich bei solchen Sportlern eine echte Verletzung nicht diagnostiziert werden kann, obwohl die Sportler „alle Zeichen einer Verletzung aufweisen und einen bestimmten

Schmerz genau beschreiben können" ([7], S. 102), kommt es häufig doch auch zu echten psychosomatischen Krankheitssymptomen (z.b. Magenverstimmungen) als Folgeerscheinung der angestrebten Flucht in die sozial anerkannte Verletzung des Bewegungsapparats. Der 3. Typus des verletzungsanfälligen Athleten ist der Simulant, der eine Verletzung aus ähnlichen Gründen, allerdings bewußt, vortäuscht; häufig spielt hier noch der Aberglaube eine Rolle, so beispielsweise dann, wenn Furcht vor einer ganz bestimmten Übung bzw. einem ganz bestimmten Wettkampf gegeben ist.

Unabhängig davon, ob von einem „Typ des Unfällers" ausgegangen werden kann oder nicht, kann nach diesen Ausführungen doch angenommen werden, daß es überdauernde Persönlichkeitsmerkmale gibt – wobei v.a. die Angstthematik im Mittelpunkt steht –, die das Auftreten von Sportverletzungen begünstigen. So berichtet z.b. Crossmann [2] von einer Untersuchung von Berufsfußballern, in der ein positiver Zusammenhang zwischen Ängstlichkeit und Verletzungshäufigkeit gefunden wurde. Dieser Zusammenhang könnte damit erklärt werden, daß Ängstlichkeit sowohl zu muskulärer als auch mentaler „Verspannung", z.T. „Verkrampfung", führt, was wiederum schlecht koordinierte Bewegungen nach sich zieht. In diesem Sinne soll schließlich eine weitere andauernde personinterne Bedingung, die *Furcht vor einer spezifischen Sportverletzung,* noch erwähnt werden. Darunter ist die häufig aufgrund einer erlittenen Verletzung gegebene Furcht zu verstehen, sich erneut dieselbe oder eine ähnliche Verletzung zuzuziehen. Wer eine solche Verletzung geradezu erwartet – in der Psychologie wird hier von einer „self-fulfilling prophecy" gesprochen –, kann sich nach dem tatsächlichen Eintreten der Verletzung zumindest selbst bestätigen, etwa mit den Worten: „Siehst Du, ich hab's doch gewußt".

Aktuelle personinterne Bedingungen

Was die aktuellen personinternen Bedingungen betrifft, so ist zunächst festzuhalten, daß die beschriebenen überdauernden Bedingungen über den Prozeß der Aktualisierung auch als aktuelle Bedingungen wirksam werden. Daneben sind jedoch noch Faktoren zu nennen, die grundsätzlich eher variabel sind.

Solche Faktoren sind z.b. *Ermüdung* und *Konzentrationsmangel,* die (eng miteinander verbunden) dazu führen können, daß Bewegungen ungeschickt ausgeführt werden oder Belastungen nicht mehr standgehalten werden kann.

Ähnliches gilt auch dann, wenn der *Trainingszustand* und die *technischen Fertigkeiten* nicht dem entsprechen, was für die Bewältigung der sportlichen Aufgabe notwendig ist.

Vor allem im Hochleistungssport, in dem körperliche Leistungen häufig im Grenzbereich der körperlichen Belastbarkeit erzielt werden, kommt es dementsprechend auch immer wieder zu *Überforderungen* und zu *Streßerscheinungen.* Diese manifestieren sich als Wahrnehmungsstörungen (optische Täuschungen, Fehlinterpretationen von Wahrnehmungen, Einengung der Wahrnehmungsfähigkeit), Störungen der Konzentration, der Aufmerksamkeit, der Denkabläufe und der Antriebsfunktionen sowie folgerichtig auch als Koordinationsstörungen, was den engen Zusammenhang mit Unfällen nahelegt.

Ähnliche Wirkungen können auch aktuelle *Erkrankungen* (wie z.b. Erkältungskrankheiten oder Magen-Darm-Erkrankungen) haben. In diesem Zusammenhang ist schließlich noch der Faktor Mißbefinden/Stimmung zu nennen. Einerseits wird das Befinden durch den Zustand des Körpers, andererseits wird aber auch der Körper selbst (und damit seine

Leistungsfähigkeit) durch die psychischen Stimmungen beeinflußt. Mancher Sportmasseur kann darüber berichten, wie häufig beispielsweise Verspannungen in der Muskulatur (v.a. im Nackenbereich) psychosomatischen Ursprungs sind, d.h. psychische Verspannungen können zu physischen Verspannungen führen, die zur Grundlage für Verletzungen werden können.

Aktuelle personexterne Bedingungen

Mehrfach wurde bereits deutlich, daß personinterne Bedingungen durch personexterne angeregt werden. Im einzelnen läßt sich nachweisen, daß sich die *Witterung* (aktuelle Wetterlage und Klima) nicht nur auf den physischen (s. z.B. die erhöhte Verletzungsgefahr der Muskulatur bei Kälte), sondern auch auf den psychophysischen Zustand auswirkt, z.B. die Konzentration beeinflußt, zu Ermüdungen führt und zum Mißbefinden bzw. Wohlbefinden beiträgt. Bernett u. Schöffel [1] fanden in ihrer Untersuchung von Skiverletzungen, daß die Sturzhäufigkeit nach 3stündigem Skilaufen steil ansteigt, was auf ein Nachlassen der Konzentration bei zunehmender Müdigkeit hinweist.

Der Faktor *Sportanlage,* insbesondere die *Bodenbeschaffenheit,* kann unfallprovozierend wirken, so beispielsweise eine schlechte Piste beim alpinen Skilauf, ein zu nasser und damit zu rutschiger Boden beim Tennis, ein holpriger Rasen beim Fußball. Aber auch hier gibt es keine eindeutigen linearen Beziehungen, z.B. zwischen dem Faktor Bodenbeschaffenheit und der Verletzungsgefahr. So fanden Bernett u. Schöffel [1], daß sich 3/4 aller Skiunfälle auf leichtem bis mittelschwerem Gelände ereigneten, weil hier die bei schwierigem Gelände gegebene Vorsicht herabgesetzt ist.

Auch die *Sportgeräte* (als Medien zur Lösung der Bewegungsaufgabe) können je nach ihrer Beschaffenheit verletzungsträchtig sein. So ist beispielsweise bekannt, daß ein bezüglich des Materials, des Rahmens und der Besaitung zu harter Tennisschläger häufig zum Tennisellenbogen führt.

Der Faktor *Schuhe/Kleidung* muß v.a. im Zusammenhang mit sportartspezifischen Anforderungen und Belastungen gesehen werden. So ereigneten sich beim alpinen Skilauf vor Jahren, als die Skischuhe noch nicht so stabil waren und kaum über das Fußgelenk hinausgingen, wie dies heute der Fall ist, eher Knöchelbrüche, während heute eher über Waden- und Schienbeinbrüche sowie über Knieverletzungen berichtet wird.

Daß *Gegner* und *Mitspieler* häufig Auslöser für Verletzungen sind, ist v.a. in Sportarten offenkundig, in denen der Körperkontakt sportimmanent ist. Dies kann unabsichtlich geschehen, wenn beispielsweise ein Eishockeyspieler „im Eifer des Gefechts" einen Mitspieler umstößt, oder es wird in Kauf genommen, wenn beispielsweise ein Verteidiger beim Fußballspiel im Sinne einer „Notbremse" in des Gegners Beine grätscht, oder die Verletzung des Gegners wird bewußt angestrebt, um ihn auszuschalten oder sich an ihm zu rächen. In diesem Zusammenhang wird auch deutlich, daß aggressive Handlungen, die Verletzungen nach sich ziehen können, häufig im Interesse übergeordneter Leistungsziele ausgeführt werden (s. [4]).

Hohe selbstbestimmte und fremdbestimmte *Leistungsanforderungen* (Leistungsdruck) sind so häufig mitverantwortlich dafür, daß es zu Überforderungen kommt und daß z.B. die Risikobereitschaft unangemessen gesteigert wird (s. z.B. bei dem spektakulären Sturz von Dieter Thoma beim Skispringen) oder im Interesse eines frühzeitigen Wiedereinstiegs in den Wettkampf Verletzungen nicht ausgeheilt werden (z.B. beim Einsatz von Profifußballspielern in der Bundesliga).

Zur Illustration dieser theoretischen Überlegungen möchte ich noch einige Befunde heranziehen, die aus einer Erkundungsstudie an 20 männlichen Athleten des Deutschen Leichtathletikverbandes stammen. Ich möchte sie in 4 Punkten zusammenfassen:

1. Keiner der befragten Athleten machte den Zufall für die erlittene Verletzung verantwortlich. Die Unfälle haben also subjektive und nicht objektive Ursachen. Dies bedeutet, daß nicht stets davon auszugehen ist, daß die aktuellen personexternen Bedingungen direkt zu einer Verletzung des Haltungs- und Bewegungsapparates führen. Vielmehr ist es gerade die Wechselwirkung von physischen und psychischen Bedingungen, die es zu berücksichtigen gilt.
2. Die Mehrzahl der Athleten verletzte sich in guter oder sehr guter Leistungsverfassung. Dies legt die Vermutung nahe, daß die Athleten auf der Basis optimaler Leistungsfähigkeit hochmotiviert und risikobereit waren. Außergewöhnliche Leistungen einerseits und Verletzungen andererseits liegen also dicht beieinander.
3. Dies widerspricht nicht dem Befund, daß sich die meisten Verletzungen im Training ereigneten. Vielmehr kann angenommen werden, daß die hohe Motivationslage im Training, das allein zeitlich mehr Verletzungsmöglichkeiten enthält, häufig nicht mit der notwendigen Konzentration und Disziplin gekoppelt ist und der eher stereotype Trainingsablauf vielmehr zu riskanten Nachlässigkeiten und Konzentrationsmangel verführt. Als kritische Zeiträume im Rahmen des Trainingsaufbaus erwiesen sich im übrigen die Übergangsphase von der mehr extensiv orientierten Aufbauarbeit zum intensiven Intervall- bzw. Schnelligkeitstraining (etwa im März).
4. Häufig bedingen sich die Faktoren gegenseitig, einerseits im Rahmen des aktuellen Geschehens – so kann ein schlechter Trainingszustand rasch zu allgemeiner Ermüdung, Konzentrationsmangel und Mißbefinden führen –, andererseits aber auch im Sinne eines Niederschlags von Erfahrungen. In diesem Sinne ist es sinnvoll, auch das aktuelle Geschehen einer Sportverletzung als Ergebnis einer *Ereignissequenz* aufzufassen. Dabei werden kleinere Verletzungen verharmlost und nicht ausgeheilt. Die Summation solcher Mikrotraumen führt dann zu Makrotraumen. Dies erfolgt häufig im Zusammenhang mit einem starken Leistungsdruck. Der normativ vorgegebene Terminkalender und Saisonablauf, die Erwartungen der Sporthilfe, Kaderzugehörigkeit, die in Aussicht stehenden Reisen u.a. setzen den Athleten – unabhängig von seinen eigenen Leistungserwartungen – v.a. auch unter Zeitdruck.

Abschließend möchte ich noch kurz auf die eingangs gestellte 2. Frage eingehen: Wie verarbeiten Sportler die erlittene Verletzung?

Hier muß zunächst betont werden, daß eine gravierende Sportverletzung einen erheblichen Einschnitt für den Sportler darstellt, die den Athleten abrupt aus seinem Leistungshandeln herausreißt. Wenn der Körper als das zentrale Medium der Leistungshandlung verletzt wird, dann ist zugleich auch die Identität des Sportlers betroffen. Groher formuliert dies wie folgt: „Der Sportarzt als Internist oder Orthopäde bzw. als Mannschaftsarzt hat es in vielen Fällen mit Erkrankungen und Verletzungen von Menschen zu tun, die sich hohen körperlichen Belastungen unterziehen, die also aus einer extremen körperlichen Leistungsfähigkeit heraus akut zu Patienten werden" ([5], S. 350).

Die Reaktionen hierauf können verschiedenster Art sein, indem sie sich z.B. unrealistische Ziele über den Heilungsverlauf und die anschließend zu erbringenden Leistungen setzen (vgl. [6]). Die einen reagieren mit Aggressionen und wenig überlegten Trotzreaktionen, bei anderen stellt sich Niedergeschlagenheit ein. Manche neigen zu Hypochondrie und geraten in Abhängigkeit von Betreuungspersonen wie Arzt und Physiotherapeut.

Besonders bedeutsam scheint mir zu sein, daß der Leistungssportler über die Schnelligkeit des Heilungsverlaufs häufig andere Vorstellungen hat als ein „gewöhnlicher" Patient. Sportler eignen sich nämlich im Laufe langjähriger Erfahrungen das (auch aus trainingstheoretischer Sicht unangemessene) Denkschema an, daß sich Trainingserfolge um so mehr einstellen, je härter sie trainieren, d.h. je intensiver und je ausdauernder sie sich anstrengen. Dieses Denkschema wird auf den Rehabilitationsprozeß übertragen, etwa im Sinne von „je mehr ich tue, desto schneller wird die Heilung erfolgen". Daß dies nicht immer richtig ist, liegt sicherlich auf der Hand. Ein weiteres Denkschema kann sich auf den Rehabilitationsprozeß negativ auswirken. Viele Athleten glauben nämlich, „wenn's nicht wehtut, dann müssen die Übungen intensiviert werden" (vgl. auch [3]).

Sportler entwickeln durchaus eine hohe Sensibilität für ihren Körper; diese Sensibilität beschränkt sich jedoch in erster Linie auf leibliche Zustände in Training und Wettkampf, weniger auf den häufig dramatisch erlebten Zustand des durch eine Sportverletzung bedingten Außer-Gefecht-Gesetzt-Seins. Für den Arzt und Therapeuten kommt es also darauf an, nicht nur z.B. das Knie des Athleten in den Mittelpunkt der Überlegungen und Fürsorge zu stellen, sondern bei allen Rehabilitationsmaßnahmen auch den ganzen Athleten in seiner Individualität zu berücksichtigen. In einer amerikanischen sportmedizinischen Veröffentlichung steht folgender Satz: „To treat a knee and ignore the brain and emotions that direct the choreography of that knee is not consistent with total care of this patient" ([3], S. 546). Daß eine solch umfassende Fürsorge für den Patienten in der Praxis kaum möglich ist, ist offensichtlich. Andererseits ist eine möglichst intensive Betreuung des Athleten in der Rehabilitationsphase, insbesondere auch nach chirurgischen Eingriffen, durchaus auch als präventive Maßnahme eingangs zur Unterbrechung der beschriebenen Ereigniskette der Sportverletzungen.

Literatur

1. Bernett P, Schöffel U (1982) Ursache und Prophylaxe von Skiverletzungen. MMW 124:178–182
2. Crossman J (1985) Psychosocial factors and athletic injury. J Sports Med Phys Fitness 25:151–153
3. Faris GJ (1985) Psychological aspects of athletic rehabilitation. Clin Sports Med 4:545–551
4. Gabler H (1987) Aggressive Handlungen im Sport. Hofmann, Schorndorf
5. Groher W (1979) Psychologische Aspekte der sportärztlichen Tätigkeit. In: Gabler H, Eberspächer H, Hahn E, Kern J, Schilling G (Hrsg) Praxis der Psychologie im Leistungssport. Bartels & Wernitz, Berlin, S 350–353
6. Holzapfel B, Teipel D (1987) Zielsetzungen nach Verletzungen bei Leichtathleten. Z Sportpsychol 3:15–18
7. Ogilvie BC, Tutko TA (1980) Vom Umgang mit Problemathleten. Eidgenössische Turn- und Sportschule, Magglingen
8. Rümmele E (1988) Unfallforschung und Unfallverhütung im Schulsport. Deutsch, Frankfurt/Main

Überlastkräfte beim (exzentrisch) erzwungenen Beugen der Beine

U. Göhner

Institut für Sportwissenschaft der Universität Tübingen, Wilhelmstr. 124, W–7400 Tübingen, Bundesrepublik Deutschland

Vorbemerkungen

In der funktionellen Anatomie und in der Trainingslehre des Sports werden bekanntlich wenigsten 3 Kontraktionsformen der Muskulatur bzw. 3 Bewegungsweisen von gelenkig verbundenen Körperteilen unterschieden, die konzentrische, die exzentrische und die isometrische Kontraktionsform: Konzentrische Kontraktion liegt vor, wenn sich Ursprung und Ansatz der Muskeln einander nähern, exzentrische, wenn sich trotz Kontraktion Ursprung und Ansatz der Muskeln voneinander entfernen, Isometrie liegt vor, wenn Ursprung und Ansatz der Muskeln trotz Kontraktion in gleicher Entfernung bleiben.

Historisch hat man im Sport jahrzehntelang der konzentrischen Kontraktion besondere Bedeutung beigemessen. Sie war die „eigentliche" Bewegung. Das kann an den Beispielen des Klimmzugs, der Beinpresse oder des Bankdrückens gut verdeutlicht werden. Eine gewisse Verlagerung ergab sich durch Hettingers Plädoyer für das isometrische Training. Es schien so, als würde man durch dieses vergleichsweise besser zu Kräften gelangen können.

Heute scheint mehr oder weniger deutlich eine Wende hin zur Bevorzugung der exzentrischen Kontraktion erkennbar. Zumindest punktuell ist die Aussage schon nachweisbar, daß eine ganz bestimmte Art von exzentrischer Kontraktion bei bestimmten Bewegungsabläufen im Sport heute weitaus wichtiger ist als die klassische konzentrische Kontraktion. Im Blick auf das Beugen und Strecken der Beine und damit auch auf das Beugen und Strecken im Kniegelenk soll dies näher erläutert werden.

Nachgebende und aufgezwungene exzentrische Kontraktion

Um diese besondere Art der exzentrischen Kontraktion beschreiben zu können, muß folgende Unterscheidung beachtet werden:

- Wenn man eine Tasse vom Mund wieder auf ihren Platz auf den Tisch zurückbringt oder einen Korb, einen Koffer, eine Kiste durch Beugen der Beine auf den Boden stellt, dann liegt eine exzentrische Kontraktionsform vor, die dadurch bestimmt ist, daß sie *noch beherrscht* werden kann. Das heißt, das Nachgeben *könnte gestoppt* werden, es wird zwar v.a. durch die Schwerkraft hervorgerufen, nicht aber von ihr aufgezwungen.
- Ist die abzusetzende Last, also etwa ein Sack Kartoffeln, allerdings zu schwer, so handelt es sich um eine *aufgezwungene Exzentrik*. Ansatz und Ursprung der Muskeln entfernen sich, weil von außen einwirkende Kräfte größer sind als die von Muskeln erzeugbaren Kräfte.

Hefte zur Unfallheilkunde, Heft 217
K. Weise / S. Weller (Hrsg.)
© Springer-Verlag Berlin Heidelberg 1991

Begrifflich ist es also sinnvoll, von einer *gewollt nachgebenden Exzentrik* und einer *aufgezwungenen, durch Überlast bewirkten Exzentrik* zu sprechen.

Bedeutung der aufgezwungenen Exzentrik im Leistungssport

Die aufgezwungene Exzentrik ist bei sportlichen Bewegungen schon seit langem bekannt. So wurde von ihr z.B. beim Bankdrücken dort Gebrauch gemacht, wo der Übende Hilfe von außen bekommt, wenn er die Hantel konzentrisch nach oben zu heben versucht, diese Hilfe dann oben am Umkehrpunkt aber wieder weggenommen wird. Hier genau ergibt sich die aufgezwungene Exzentrik. Wirklich erkannt wurde die Bedeutung der Exzentrik aber erst beim klassischen beidbeinigen Hochspringen. Man muß heute dort 2 Absprungtechniken unterscheiden, die Stemmtechnik einerseits und die Prell- oder Rebound-Technik andererseits:

– *Stemmtechnik:* Diese Technik kann sehr gut am Verlauf der Kraft aufgezeigt werden, die der Springer bei seinem Absprung durch das Stemmen mit den Beinen als Bodenreaktionskraft zurückerhält. Eine solche Kraft-Zeit-Kurve hat folgenden charakteristischen Verlauf: Ohne oder auch mit einer gegenläufigen Auftaktbewegung wird zu Beginn der aufwärts beschleunigten Bewegung keine bzw. eine gewisse Anfangskraft erzeugt. Sie ist zwar stets größer als die Gewichtskraft, aber immer auch noch kleiner als die nachfolgend aufgebrachten Kraftwerte. Der Springer steigert in der konzentrischen Phase des Abspringens noch seine Kraft (Abb. 1).
– *Prelltechnik:* Für die Prelltechnik ist der beidbeinige Hochsprung typisch, der aus einem mehr oder weniger hohen Einsprung beginnt. Die entsprechende Kraft-Zeit-Kurve hat einen ganz anderen Verlaufscharakter: Sie schnellt explosiv mit der erzwungenen Exzentrik beim Landen und Tiefgehen hoch, hat etwa beim Umkehren vom Beugen zum Strecken ihren Maximalwert, so daß in der nachfolgenden konzentrischen Kontraktion nur noch niedrigere Werte erreicht werden. Diese Prelltechnik scheint sich nicht nur beim beidbeinigen Hochsprung, sondern auch in vielen anderen sportlichen Situationen durchzusetzen.

Zwei Beispiele: Im Kunstturnen wären die Flugteile am Reck nicht zu turnen, wenn in den Riesenfelgumschwung hinein nicht eine Konter- oder Schnepperbewegung eingelagert würde, die diesen Prell- oder Rebound-Effekt nutzt. Vergleichbares gilt für alle Sprungkombinationen am Boden, bei denen keine Zeit mehr für ein Stemmen bleibt und im Skilauf hat sich v.a. auf der Buckelpiste unter Könnern eine Fahrform herauskristallisiert, die wesentlich von der Rebound-Technik lebt. Ich nenne diese Fahrform das „Buckelfliegen": man fährt dabei nicht mehr ausgleichend, sondern springt von Buckel zu Buckel, kann dies letztlich aber nur dadurch, daß man den Prelleffekt auszunutzen versucht.

124

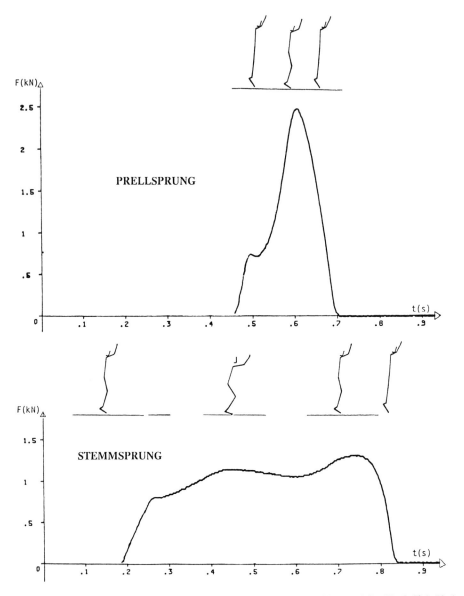

Abb. 1. Absprünge aus fast gestreckter und stark gebeugter Position und ihr Kraft-Zeit-Verlauf

Zum Zusammenhang zwischen der Nutzung der Exzentrik im Leistungssportbereich und im Rehabilitationsbereich

Die bisherigen Überlegungen galten für leistungssportliche Bedingungen. Es gibt Anzeichen, daß die Bedeutungsverlagerung hin zum exzentrisch erzwungenen Beugen im Kniegelenk auch unter reduzierter Belastung Sinn haben kann. Dazu ist folgender Sachverhalt bedeutsam: Wir beobachten seit geraumer Zeit im makroskopischen Bereich Kraftwerterhöhungen, die zum Teil weit über die maximal möglichen Kraftwerte hinausgehen. Sie kommen genau dann zustande, wenn der Übende etwa beim Versuch, seine Beine zu strecken, von einer Überlast zur Beugung gezwungen wird.

Für den Sport war diese Kraftwerterhöhung bislang im wesentlichen nur im Maximalkraftbereich von Interesse. Im Zusammenhang mit dem Versuch, die Erhöhungen zu erklären, wurden auch viele Versuche mit wesentlich geringeren Kräften durchgeführt. Diese Versuche zeigten, daß die Erhöhungen auch dann noch vorhanden sind, wenn weniger Kraft eingesetzt wird. Es scheint also bei erzwungenem Beugen stets zu höheren Kraftwerten zu kommen.

Aus diesem Nebeneffekt wurden inzwischen Konsequenzen gezogen. Wir testen derzeit folgende Situation:

– Die übliche Beinpreßstation, bei der der Übende aus der gebeugten Beinhaltung heraus Kraft zur Streckung der Beine entwickeln muß, ist verschwunden und wurde ersetzt durch eine Station, bei der der Übende die Beine über einen Motor gesteuert beugen und strecken kann. Gleichgültig, welche Streckkraft der Übende aufbringt, zwingt der Motor stets zur gleichbleibenden Beuge- und Streckbewegung.

– Bei dieser geführten Bewegung hat der Übende ganz verschiedene Möglichkeiten, seine Kraft einzusetzen. Er kann wie bei der Beinpresse in der konzentrischen Phase alle seine Kraft einsetzen (um so den Motor noch zu unterstützen), er kann aber auch in der exzentrischen Phase den Motor anzuhalten versuchen, er kann ferner beides versuchen, er kann aber auch nur an den Umkehrpunkten besonders viel Kraft einsetzen, usw.

In Anlehnung an die obigen Überlegungen lag es jedoch nahe, nicht beliebige Versuche zuzulassen, sondern gezielt nur auf den Krafteinsatz in der exzentrischen Phase zu achten. In ihr sollte der Proband hohe, aber keineswegs maximale Kraft gegen die aufgezwungene Bewegung des Motors aufbringen (Abb. 2). Die bisher gemessenen Kraft-Zeit-Kurven zeigen, daß die Werte trotz des deutlich submaximalen Einsatzes noch genügend hoch waren, um trainingswirksam zu sein.

Eine Sportstudentin, die ihren durch Verletzung und Knieoperation bedingten Kraftverlust wiederaufbauen wollte, haben wir in dieser Weise üben lassen. Ohne daß es systematisch nachweisbar wäre, wurde der Eindruck gewonnen, daß diese Übungsweise besonders effektiv ist. Zusammenfassend sind wahrscheinlich folgende Aspekte besonders vorteilhaft:

– Gleichgültig, welche Kräfte vorliegen, kann der Übende, weil er vom Motor gewissermaßen geführt wird, stets die interessierende Beuge-Streck-Bewegung durchführen.

– Der Übende kann seinen Krafteinsatz stets so dosieren, daß er den ihm angemessen erscheinenden Wert einsetzen kann. (Ganz wesentlich ist allerdings, daß man dabei die Kraftwerte anzeigen kann.).

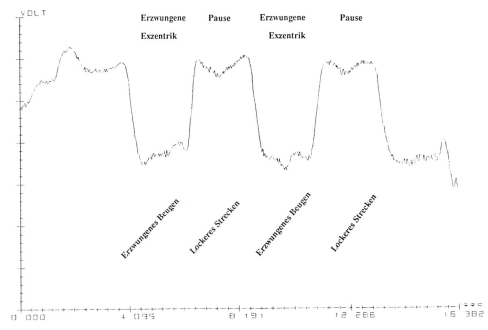

Abb. 2. Deutlich erkennbare Kraftwerterhöhungen in der (erzwungenen) exzentrischen Phase beim Beugen und Strecken in einer motorgesteuerten Kraftstation

- Widerstand beim Gebeugtwerden scheint subjektiv leichter bzw. einfacher, also mit weniger Kraftaufwand verbunden zu sein, als Kraft beim Strecken zu entwickeln. Objektiv gibt es aber gleich hohe bzw. höhere Kraftwerte.
- Das Wichtigste dürfte folgendes sein: Der Widerstand kann mit Trainingsfortschritt kontinuierlich erhöht werden. Damit kann man letztlich auch ohne Bruch an früher einmal erreichte Kraftwerte wieder herankommen, so daß die eingangs geschilderten, für den Sport inzwischen besonders wichtig gewordenen exzentrischen Belastungen rückgewonnen werden können.

Insofern möchte ich jener geführten Bewegung, bei der in der Exzentrik dosiert Widerstand geboten wird, große Zukunftschancen in der Wiederherstellung und Verbesserung der Kraftfähigkeit einräumen.

Rehabilitationsmaßnahmen bei Sportlern mit Kreuzbandverletzungen

F. Caneri

Kriegsberg Str. 28, W-7000 Stuttgart 1, Bundesrepublik Deutschland

Nach Vorstellung der großen Auswahl verschiedener Techniken, die heute gebräuchlich sind, wird man ohne weiteres verstehen können, daß die postoperativen krankengymnastischen Behandlungskonzepte bezüglich Dauer und Grad der Immobilisierung sowie der Wiederaufnahme der Vollbelastung ebenfalls differieren.

Aus unserem eigenen Krankengut geht hervor, daß jeder behandelnde Arzt sein eigenes Nachbehandlungskonzept hat. Das macht die Sache noch schwieriger, wenn es darum geht, Fakten für die Begleit- und Nachbehandlung zusammenzutragen.

Die Behandlungsmaßnahmen müssen natürlich auch unter Berücksichtigung der Art der Verletzung geändert werden, wenn z.B. das Kreuzband isoliert gerissen ist oder einen zusätzlichen Knorpelschaden bzw. eine Begleitläsion am Kollateralband aufweist, und für solche Fälle, wo der Meniskus entweder vollständig oder teilweise entfernt werden mußte. Unser eigenes Konzept der Rehabilitation basiert seit 10 Jahren auf dem Erreichen frühestmöglicher Streckfähigkeit bei zunehmender Beugung, die nach 12 Wochen bei 120° liegen sollte. Die Basis dieses Konzeptes stammt von Herrn Prof. Dr. Glinz aus Zürich, mit dem ich im Rahmen meiner Tätigkeit beim VfB Stuttgart zusammen gearbeitet habe.

Rehabilitationsmaßnahmen bei Implantation eines Kunstbandes

Kunstbänder bestehen vielfach aus Dacron oder Goretex, Kreuzbandersatzplastiken werden unter anderem auch mit der Semitendinosus- und Grazilissehne unter Verstärkung mit sog. Kennedy-LAD vorgenommen und „over the top" fixiert.

Am Behandlungsbeginn steht eine 6wöchige partielle Immobilisierung mit einer Schiene, die von Anfang an einen Bewegungsspielraum von 0–100° aufweist. Eine Woche lang wird eine vollständige Entlastung verordnet, 3 Wochen danach darf nur etwa 1/3 belastet werden, danach geht man allmählich zur Vollbelastung über. In der physikalischen Begleittherapie werden Eis, Eisbäder, Ultrareizstrom, Stochastikestrom, Wymoton, TENS-Ultraschall-Iontophorese und ähnliche Maßnahmen angewendet, um die Narbe, den Erguß und die Verwachsungen um die Kniescheibe bzw. Kniekehle zu beseitigen.

Die Schlingentisch- oder Poulietherapie wird auch als Lagerung und sanfte Dehnungsmöglichkeit benutzt, um die Beweglichkeit so rasch als möglich wieder herzustellen.

Das Training beginnt jeweils nach der physikalischen Therapie. In der 1. Woche ist es vorwiegend isometrisch sowie isotonisch ohne Dysbalance zwischen Beugern und Streckern, wenn die Kniescheibe nicht zu stark verklebt und volle Streckung erlaubt ist. Falls diese anfänglich nicht eingenommen werden kann, muß diese Therapieform auf eine spätere Phase verschoben werden. Wichtig ist, daß der Patient Vertrauen zu den Behandlungsmaßnahmen bekommt; der Krankengymnast sollte keine andere Meinung über den Behandlungsablauf vertreten als der Operateur bzw. behandelnde Arzt. Sobald die kran-

Hefte zur Unfallheilkunde, Heft 217
K. Weise / S. Weller (Hrsg.)
© Springer-Verlag Berlin Heidelberg 1991

kengymnastische Behandlung etwas eingespielt ist, werden auch dynamische Übungen begonnen und durch intensives Bauch-, Arm- und Rückemuskeltraining komplettiert.

Komplexbewegungen am Zugapparat oder im Stehen bzw. stitzend mit Schienbeinrotation werden angeschlossen. Alle Standübungen für die Propriozeption werden ab der 7. spätestens 8. Woche begonnen; wenn diese Übungen zu schwierig sind, werden sie anfänglich unter Schutz der Schiene vorgenommen.

Gangschule und Kniebeuge (Schenkeltrainer) werden ab der 8. Woche durch Training auf dem Fahrrad geübt. Dabei sollte der Sattel so hoch sein, daß die Beugung im Kniegelenk nicht über 110° ausmacht. Die Koordination zwischen Beugern und Streckern kommt bei Sportlern immer besser durch ein kombiniertes Training mit dem Fahrrad, durch Schwimmen, Gehen und ähnliches zustande als bei Übungen auf der Matte.

Ab der 9. Woche wird ein Flextraining auf der Matte begonnen. Dieses beginnt mit einer Rotation und der Beugerkomponente in der Bauchlage bzw. in Seitenlage. Wenn das Knie noch Bewegungseinschränkungen oder Verklebungen aufweiset, kann man sogar beginnen, den Oberschenkel bei 90°-Beugung zu trainieren.

In der 10. Woche werden isotonische Übungen und isokinetische Trainingsform zunehmend gesteigert. Dazu erfolgt die Arbeit mit Zugapparaten, außerdem wird das verletzte Bein im Stehen trainiert. Auf dem Stehbrett erfolgt die propriozeptive Gymnastik auf zwei Beinen, wobei die gesamte Palette von Dehnungsübungen und Stretching einbezogen wird. Dieses Training wird 20 min vor und nach der normalen Krankengymnastik ausgeführt.

Nach dem Krafttraining wird mit isokinetischer und exzentrischer Kraft weitergearbeitet. Die exzentrische Kraft beträgt maximal 25% der Maximalkraft und wird mit häufigen Wiederholungen (ca. 35- bis 40mal) trainiert (10–15 Serien für die Beuger sowie Adduktion/Abduktion, zum Schluß für die Oberschenkelstrecker). Die Geräte, die dabei benützt werden, sind mechanisch auf die Kniescheibe bezogen und sehr günstig zu regulieren.

Von der 12. bis zur 16. Woche wird dann vorwiegend isokinetisch gearbeitet. Beginnend mit einem 5%igen Widerstand, wird dieser von Woche zu Woche gesteigert, außerdem wird die Maschine für die Beinpresse eingesetzt. Nach 16 Wochen ist der erste isokinetische Test für die Oberschenkelmuskulatur möglich, um den bisher erreichten Stand zu testen und zu beurteilen, wie das Training weiter ausgebaut werden soll.

Vom 4. bis zum 6. Monat erfolgen Kniebeugen auf zwei Beinen, später auf einem Bein. Wenn der Patient sicher ist, werden die Übungen mit gebeugtem Knie auf einem instabilen Brett fortgesetzt. Die schwersten Brettübungen wie Ballfangen und Springen werden nur bei Hochleistungssportlern oder Berufstänzern ab der 12.–14. Woche ausgeführt.

Man darf nicht vergessen, nach jedem Krafttraining wieder Sprungübungen, Hürdenläufe oder Sprints machen zu lasen, um die Kraft sofort in das neue Körpermuster einzubauen, da sie vollkommen vom gesamten Nervensystem koordiniert werden muß. Weiter kommen Trampolinspringen, Fersen- und Zehengang abwechselnd, Laufen auf der Stelle, Springen auf einem Bein (abwechselnd auf dem gesunden und dem kranken) sowie Springen über niedrige Hürden in Frage.

Nach 6 Monaten sind normalerweise beim Sportler Kraft und Koordination weitgehend wieder erreicht. Es sollte aber nicht vergessen werden, daß die Propriozeptoren am Kniegelenk, insbesondere nach Verletzung des vorderen Kreuzbandes und auch im Bereich der übrigen Bandläsionen, nie mehr zu reaktivieren sind. Aufgrund dieser Tatsache wird die Funktion des Gelenkes nie mehr vollständig physiologisch und mechanisch perfekt sein. Deswegen ist es notwendig, den harmonischen Bewegungsablauf am Kniegelenk regelmäßig zu kontrollieren und zu beüben (v.a. das Gleiten sowie die Kontrolle des Gelenkspiels). Falls dies nicht erfolgt, kann frühzeitiger Verschleiß eintreten.

Die gute Kooperation zwischen Arzt und Krankengymnast ist ein wichtiger Bestandteil für den Erfolg der vorangegangenen Operation. Gerade im Leistungssport, z.B. bei Profifuß- und -handballern ist diese Kooperation von allerhöchster Bedeutung, wenn man in einem akzeptablen Zeitraum wieder volle Sportfähigkeit erreichen will.

Resümee

Was ist nach 5 Jahren Therapie im Anschluß an Kreuzbandoperation und Bandplastiken festzustellen?

80% dieser Gelenke haben wieder eine mehr oder weniger starke Rotationsinstabilität, außerdem sind die Gelenkflächen auch retropatellär tangiert. In der Regel sind die Beuger im Kniegelenk viel zu schwach, um eine gute Stabilität zu gewährleisten. Die Propriozeption ist meistens wieder gut hergestellt. Mit weiterem Training kann sie vermutlich noch gebessert werden. Oberschenkelmuskulatur und Ilipsoas sind stark verkürzt. Insgesamt zeigt sich, daß die Mehrzahl dieser Kniegelenke mehr oder weniger geschädigt ist, es besteht häufig keine volle Streckung, vielfach ist ein Knorpelschaden vorhanden, es besteht eine schmerzhafte „Bremse" bei aktivem Training.

Die besten Erfahrungen haben wir mit isolierten Verletzungen des vorderen Kreuzbandes gemacht, die *nicht* operiert wurden. Nach Rückgang von Gelenkerguß und Reizzustand wurde sofort eine frühfunktionelle Behandlung aufgenommen.

Man kann dabei in jeder Gelenkstellung mit schweren Gewichten und einer Propriozeptivgymnastik beginnen. Da kein operativer Eingriff stattgefunden hat, sind auch die Reflexe sowie das Gelenkgefühl (Propriozeption) und die Koordination sehr viel schneller zu erreichen als nach einer Operation. Der Sportler ist nach 6 Wochen wieder einsatzfähig, das Kniegelenk bleibt stabil. Leider trifft dies aber nicht bei Kampf- bzw. bei Mannschaftssportarten zu, wie z.B. Fuß- oder Handball, American Football oder Ringen. Diese Kniegelenke werden zunehmend instabiler und müssen nach mehr oder weniger langer Zeit mit einer Bandplastik operiert werden.

Die Naht des vorderen Kreuzbandes mit transossärer Refixation hat in der Regel eine deutlich verzögerte Rehabilitationsbehandlung zur Folge. Das Kniegelenk wird zunächst nur zwischen 20 und 70° bewegt, 90°-Beugung erreicht man erst in der 10. Woche, und ab der 12. Woche wird dann die Streckung von 20 auf 0° beübt. Die Beugung sollte zu diesem Zeitpunkt von 90 auf 120° gesteigert werden.

Sämtliche Rehabilitationsmaßnahmen nach diesen Eingriffen sind sehr viel mühsamer, da die Zeit mit manueller Therapie verbracht werden muß, um das Gelenk beweglich zu machen. Der Knorpel wird durch die häufig vorgenommene Immobilisierung geschädigt, insbesondere wenn das Gelenk bereits einen Vorschaden aufweist. Das Kniegelenk ist vielfach stabil, wird aber nicht mehr ganz beweglich und ist deswegen auch nicht mehr in vollem Umfang belastbar. Dies bedeutet oft für den Sportler Frühinvalidität.

Unter Einsatz verschiedener technischer Maßnahmen versucht man heute den Nachteil der Immobilisierung auszugleichen. So kommen z.B. die Bewegungsschiene im Bett, das Wymoton während der Gipsruhigstellung und ein isokinetisches Training spätestens nach

130

12 Wochen zum Einsatz. Trotzdem sind Nachteile der Ruhigstellung für den Sportler gravierend.

Abschließend noch einige Bemerkungen zu weiteren Rehabilitationsmaßnahmen: Die Untersuchung von Becken- und Lendenwirbelsäule ist notwendig, um jeden Mobilitätsverlust am Iliosakralgelenk oder in der LWS zu korrigieren. Ca. 40% der Patienten mit Verletzungen des vorderen Kreuzbandes haben in diesem Bereich Probleme, was eine große Rolle bei der Beweglichkeit und bei Kniescheibenschmerzen spielt. E. Renard, Physiotherapeut aus Paris und Dozent an der INSEP, hat sich in einer Arbeit mit diesem Problemkreis befaßt. Anhand von Röntgenaufnahmen und Kraftmessungen am Cybex konnte er zeigen, daß ein physiologisches Iliosakralgelenk bis zu 20° mehr Kraft ermöglicht und damit 80% weniger Schmerzen im Bereich der Kniescheibe bestehen.

Was die Bewegungsbehandlung anbetrifft, so müssen 2 Gruppen von Patienten unterschieden werden: Einmal gibt es den hypermobilen Patienten, der sofort beweglich ist, keine Probleme mit der Streckung hat aber auch das Risiko einer raschen Instabilität bei aktivem Sport eingeht. Die weniger mobile Gruppe, die mühselig um jedes Grad Beweglichkeit kämpft, deren Kniegelenke rasch vernarben und nach kurzer Zeit periartikuläre Verklebungen aufweisen, zeigt eine deutlich verzögerte Nachbehandlung, wobei oft in Narkose mobilisiert wird. Diese Ergebnisse sind meist auch nicht sehr befriedigend, da sich unter Umständen frühzeitiger Arthrosen einstellen.

Diagnostische und therapeutische Probleme bei der Kniebandverletzung des Leistungssportlers

M. Alizadeh

Pregizerstr. 11, W–7408 Tübingen-Kusterdingen, Bundesrepublik Deutschland

Aus eigener Erfahrung kann ich zu den Problemen der Diagnostik sowie der Therapie bei komplexen Kniebandverletzungen, insbesondere aber auch zu deren Begleit- und Nachbehandlung wie folgt Stellung nehmen:

Am 2. Juli 1989 erlitt ich beim Ausgleichssport eine Verletzung am Kniegelenk. Noch am selben Tag begab ich mich in ärztliche Behandlung. Die Diagnose des Unfallarztes in der Ambulanz eines Krankenhauses war eine „Kniegelenkverstauchung" ohne weitere Begleitverletzung. Ich hatte zwar ein subjektives Instabilitätsgefühl im linken Kniegelenk, der untersuchende Arzt stellte jedoch bei der klinischen Untersuchung kein vermehrtes Schubladenphänomen fest.

Am Folgetag hatte ich dann starke Bewegungsschmerzen bei Streckung und Beugung und eine Streckbehinderung. Ich wechselte deswegen den Arzt und ging zu einem anderen niedergelassenen Kollegen. Wie in der Ambulanz des erstbehandelnden Krankenhauses ergaben klinische Untersuchungen und Röntgenaufnahmen einschließlich sog. gehaltener Streßaufnahmen keinen positiven Befund im Hinblick auf eine Ruptur des vorderen Kreuz-

Hefte zur Unfallheilkunde, Heft 217
K. Weise / S. Weller (Hrsg.)
© Springer-Verlag Berlin Heidelberg 1991

bandes ergeben. Allerdings wurde ein Kniegelenkerguß abpunkiert, wobei 60 ml blutiges Punktat gewonnen wurden. Auch nach der Punktion war eine positive Schublade am betroffenen Kniegelenk allenfalls in geringfügigem Ausmaß vorhanden.

Wegen des nicht ganz eindeutigen Befundes wurde ich innerhalb von einer Woche nach der Verletzung von 4 Ärzten unabhängig voneinander untersucht. Alle kamen zum gleichen Ergebnis, nämlich daß eine schwerere Knieverletzung nicht vorliegen könne.

Daraufhin wurde über 5 Wochen eine Behandlung mit spezieller Gymnastik und lokalen Injektionen verordnet.

Das 2. Unfallereignis fand 5 Wochen nach dem Erstereignis statt, wobei es während des spezifischen Speerwurftrainings zu einem Verdrehen des Kniegelenkes kam. Da ich im Hochleistungssport tätig bin, hatte ich trotz noch bestehender Beschwerden im Kniegelenk das Training wieder aufgenommen.

Aus diesem Geschehensablauf ist zu erkennen, daß bereits bei der Diagnostik einer Kniebandverletzung Probleme bestehen.

Von den 4 von mir konsultierten untersuchenden Ärzten gelten zumindest 3 als für die Behandlung von Kniebandverletzungen kompetent. Ich kann mir vorstellen, daß, wenn ein Sportler über eine sehr starke Beinmuskulatur verfügt, wie dies bei mir der Fall ist, oder diese Muskulatur einen hohen Tonus aufweist, bei unklaren Kniegelenksbeschwerden sicherlich eine Arthroskopie angezeigt ist. Aus meiner Sicht darf auf eine solche Untersuchung keineswegs verzichtet werden, wenn man bei der klinischen Diagnostik zu keinem eindeutigen Ergebnis kommt. Im Zweifelsfall ist für einen Leistungs- und Hochleistungssportler die Arthroskopie die günstigere Lösung, sich Klarheit über das genaue Verletzungsausmaß zu verschaffen.

Die nach dem 2. Unfallereignis vorgenommene Operation, durchgeführt in einer speziell in Sportlerkreisen bekannten Privatklinik, ergab den Befund einer ca. 5–6 Wochen alten Ruptur des vorderen Kreuzbandes kombiniert mit einer Verletzung im Bereich des Innen- und Außenmeniskus. Die Hinterhornanteile beider Menisken mußten entfernt werden, wegen der älteren Kreuzbandverletzung wurde eine Ersatzplastik aus der Kniescheibensehne nach der Methode von Brückner vorgenommen. Die Behandlung in der genannten Klinik war aus meiner Sicht sehr gut.

Ich erhielt im Anschluß an die Operation dann für 5 Wochen einen Oberschenkelgips.

Die lange Zeit der Immobilisierung wurde damit begründet, daß die Operation an den Menisken eine Ruhigstellung erforderlich mache. Am 2. Tag nach der Operation wurde ich mobilisiert. Nach der 1. Woche erhielt ich dann den Rundgips. Während der Behandlung im Gipsverband erhielt ich PNF-Gymnastik in Verbindung mit Reizstromtherapie.

Nach Gipsabnahme in der 6. Woche zeigte sich dann, was von meinem muskulär gut auftrainierten Bein übrig geblieben war. Es bestand eine außerordentlich starke Muskelatrophie, so daß weiterhin Krankengymnastik mit Eisanwendung und Reizstromtherapie verordnet wurde. Bis zur 10. Woche durfte ich mit 20 kg teilbelasten. Nach der 10. Woche war Vollbelastung erlaubt.

Danach absolvierte ich einen 3 Wochen andauernden, für mich sehr unbefriedigenden Aufenthalt in einer namhaften Rehabilitationseinrichtung im südöstlichen Teil der Bundesrepublik. Leider bestand damals noch keine Möglichkeit, in eine Spezialklinik im Freiburger Raum zu gehen, da dort eine ideale Rundumversorgung stattfindet (diese Spezialklinik suchte ich später auf).

Das Ziel der Behandlung aus der Sicht des Hochleistungssportlers müßte es sein, daß nach 6 Monaten wieder sportliche Vollbelastung erreicht wird. Zwar ist dieser Zeitraum nach meiner Auffassung individuell unterschiedlich, dennoch trat eine wirkliche und vollständige Besserung in meinem Fall erst nach einem Jahr ein. Diesen Zeitraum halte ich für zu lange und bin der Meinung, daß er durch eine suffiziente Diagnostik und Erstbehandlung und eine frühzeitigere funktionelle Belastung hätte verkürzt werden können.

Trotz der Besserung bestehen bei mir belastungsabhängig nach wie vor sehr starke Schmerzen im Knie (Patella). Ich erreichte zwar in der Saison 1990 mit einem deutschen Vizemeistertitel im Speerwurf einen sportlichen Erfolg, wobei jedoch meine Durchschnittsleistung ca. 6 m unter meiner Bestleistung lag. Ob ich mein früheres Leistungsvermögen je wieder erreichen oder gar steigern kann, muß ich heute bezweifeln.

Zusammenfassend kann ich sagen, daß die Negativpunkte im Behandlungsablauf meiner Kreuzbandverletzung einmal die unzureichende Diagnostik, zum andern aber auch schlechte Erfahrungen mit einer Rehabilitationseinrichtung waren. Insbesondere die isokinetische Behandlung löste bei mir eine deutliche Zunahme von Reizzuständen aus, die sogar zu blutigen Ergüssen führte. Positiv ist bei mir die Operation in der Privatklinik für Sportverletzte abgelaufen. Über die Rehabilitation habe ich auch eine 2. Einrichtung in der Nähe von Freiburg kennengelernt, die ich als positiv empfinde.

An therapeutischen Maßnahmen war insbesondere die Krankengymnastik nach dem PNF-Prinzip als Pluspunkt anzusehen, ebenso die Eis- und Elektrotherapie und die durch einige Ärzte vermittelte individuelle Einstellung auf die neue Situation.

Orthopädietechnische Hilfsmittel für das Kniegelenk nach operativ versorgten Kapsel-Band-Instabilitäten

K. Fischer

Brillinger Orthopädietechnik, Rheinlandstr. 18, W–7400 Tübingen, Bundesrepublik Deutschland

Mit der Fortentwicklung der Kniegelenkchirurgie, insbesondere der Traumatologie, sind auch die Anforderungen an orthopädietechnische Hilfsmittel für diesen Versorgungsbereich gestiegen. Erweiterte biomechanische Kenntnisse, frühfunktionelle Behandlung operativ versorgter Kapsel-Band-Verletzungen sowie neue Materialien und Bauteile haben in den letzten Jahren zur Entwicklung verbesserter Kniegelenkorthesen motiviert. Mit der Zunahme von Kniegelenkverletzungen ist jedoch gleichzeitig ein kaum noch überschaubares Angebot besonders an konfektionierten Orthesen und Bandagen entstanden. Ob die von den Herstellern zugesicherten Eigenschaften jeweils zutreffen, sollte einer kritischen Beurteilung unterzogen werden.

Verkippte oder verhebelte Körperformteile zu kurzer Orthesen mit daraus resultierender Verschiebung von nicht individuell justierbaren Kniegelenkachsen und einer Vergurtung, die trotz Einschnürung der Weichteile eine Kaudalisation der Orthese nicht verhindert,

Hefte zur Unfallheilkunde, Heft 217
K. Weise / S. Weller (Hrsg.)
© Springer-Verlag Berlin Heidelberg 1991

machen deutlich, daß die zu stellenden Anforderungen hinsichtlich Funktion und Tragekomfort nicht erfüllt sein können. Vielmehr kehrt sich der angestrebte Nutzen zur Gefahr für den Patienten um – ganz besonders, wenn dieser auf die nicht gegebene Schutzfunktion vertraut.

Es ist offensichtlich, daß normale elastische Bandagen – auch mit der üblichen Seitenverstärkung durch Spiralfedern oder Stäbe – nicht in der Lage sein können, hohe Scher- und Torsionskräfte auch nur annähernd aufzufangen. Keineswegs können V-förmig angebrachte elastische Stabilisierungsbänder einen „weitgehenden Rotationsschutz" gewährleisten, wie der Hersteller eines Bandagentyps verspricht.

Für die Fertigung von Kniegelenkorthesen wird starres oder halbstarres Material verwendet. Thermoplastische Kunststoffe, karbonfaserverstärkte Laminate sowie Leichtmetalle stehen heute im Vordergrund und gewährleisten hochfeste, dünnwandige und leichtgewichtige Hilfsmittel.

Wichtig ist das Herausfinden des Kompromißdrehpunktes des Kniegelenks, der seine Lage über eine längere Flexions-Extensions-Bewegung nicht verändert. Nach Nietert [5, 6] (Abb. 1) liegt diese Kompromißachse in Patellahöhe bei Teilung des sagittalen Durchmessers von vorne nach hinten im Verhältnis von 6:4, die vertikale Höhe liegt 19 mm über dem Gelenkspalt. Falsche Positionierungen der Orthesengelenke führen zu erheblichen pathologischen Bandbelastungen, so bei Ventralisation und Kaudalisation für das vordere Kreuzband.

Zur Zeit ist für die Praxis das polyzentrische Doppelzahnsegmentgelenk die beste Kompromißlösung, da dieser Gelenktyp am ehesten die anatomisch bedingte Wanderung des Oberschenkelanteils der Orthese zwischen Flexion und Extension kompensiert. Nach den Angaben von Bähler [2] sind Einachsgelenke lediglich mit zurückversetzter und kaudalisierter Achse bei Orthesen aus halbstarren Materialien vertretbar. Vierachsgelenke und sog. physiologische Gelenke mit wandernder Achse sind bei den derzeit zur Verfügung stehenden Konstruktionen in der Positionierung und damit im harmonischen Verhalten zum anatomischen Gelenk zu unsicher.

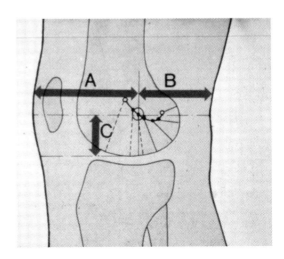

Abb. 1. Kompromißdrehpunkt des Kniegelenks nach Nietert

Je nach Funktionsstörung hat eine Orthese die allgemeinen Aufgaben Führung, Fixierung, Redression oder Protektion zu erfüllen. Muskelmantel und Orthese sind dabei die zwei sich ergänzenden stabilisierenden Faktoren.

Entsprechend den unterschiedlichen Aufgaben und konstruktionstechnischen Anforderungen hat eine Arbeitsgruppe der American Academy of Orthopedic Surgeons 1985 [1] eine Einteilung vorgenommen, die sich in der Praxis bewährt hat:

- Präventive Orthesen schützen den Körper bei Überbelastung und verringern das Verletzungsrisiko.
- Rehabilitative Orthesen werden im Bereich der konservativen oder operativen Behandlung eingesetzt, meist als unterstützende Maßnahme in der Bewegungstherapie oder als Schutzfunktion.
- Funktionelle Orthesen unterstützen den Bewegungsapparat bei verbleibender funktioneller Bewegungs- oder Belastungsstörung.

Diese Einteilung kann für den Arzt als Ausgangsbasis zur Indikation von Orthesenkonstruktionen dienen, muß aber nicht dogmatisch angewendet werden, denn Überschneidungen und Kombinationen sind möglich. Sie enthält zudem wichtige Kriterien für den Orthopädietechniker hinsichtlich der Auswahl der geeigneten Konstruktion, denn Rückschlüsse über Verwendungszweck, Anforderungen an Stabilität und Funktion, Tragedauer sowie kosmetische Gesichtspunkte sind möglich.

Die Verwendung präventiver Orthesen ist beispielsweise bei Profispielern des American Football weit verbreitet, bei uns treten solche Maßnahmen jedoch in den Hintergrund und können deshalb hier vernachlässigt werden. Ausnahmen bestehen allenfalls bei Topfahrern der Motocross-Szene und Eiskockeyspielern.

Im rehabilitativen Bereich nach Kapselrekonstruktionen wurde aufgrund der vermehrten Hinwendung zur frühfunktionellen Bewegungstherapie eine Gruppe von Orthesen entwickelt, bei der die sichere Bewegungseingrenzung und Führung im Vordergrund steht [4]. Diese Orthesen sind mit polyzentrischen Zahnsegmentgelenken aus Kunstoff versehen, deren Flexions- und Extensionsanschläge sukzessiv auf einfache Weise justiert werden können. Durch die Verwendung von Kunststofformteilen für Oberschenkel und Unterschenkel, Kunststoffschienen und -gelenken sind leichte und wasserunempfindliche Konstruktionen entstanden. Die Grundkonzeption dieses Orthesentyps wurde an der Universität Iowa erarbeitet. Interessante Modifikationen stammen von Schuchard und Emmerich aus der deutschen Sportklinik Hellersen. Damit das Muskelspiel nur wenig beeinträchtigt wird, sind große Fensterungen an der Oberhülse ventral und der Unterhülse dorsal angebracht (Abb. 2).

Eine weitere Verbesserung weist die Modifikation nach Biedermann und Uhlig auf, bei der durch einen drehbar gelagerten Kondylenkorb mit zusätzlicher suprapatellarer Abstützung eine ausgezeichnete mechanische Basis zur Stabilisierung des Kniegelenkes erzielt wird (Abb. 3). Rehabilitative Orthesen sind zu tragen bis zur Regeneration bzw. Heilung der reparierten Bandstrukturen und Wiederherstellung einer ausreichenden muskulären Gelenkstabilisation.

Ebenfalls in diesem Bereich einsetzbar sind Schaumstoff-Orthesen von Typ „Donjoy Range of Motion" Typ I und II sowie die Miami-Castolen-Orthese. Als industriell gefertigtes Serienprodukt haben sie den Vorteil der sofortigen Verfügbarkeit. Eigene Erfahrun-

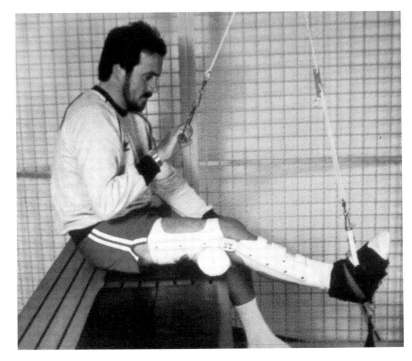

Abb. 2. Knieführungsorthese System Hellersen von Schuchard und Emmerich

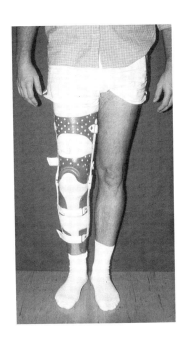

Abb. 3. Knieführungsorthesen modifiziert nach Hohmann und Uhlig

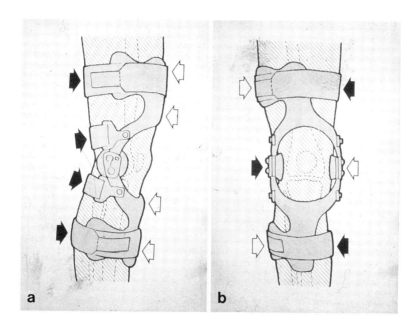

Abb. 4a, b. Wirkungsweise einer funktionellen Knieorthese, hier am Beispiel der CTi-Orthese

gen belegen, daß damit jedoch nicht immer eine ausreichende Fixierung und Führung des Kniegelenks bei ausreichendem Tragekomfort erzielt werden kann.

Für die Versorgung von Kombinationsverletzungen mit gleichzeitigen Frakturen oder Nervenläsionen hat sich seit Jahren eine in leichter Ausführung gefertigte Oberschenkelschiene mit Einsteckgelenken bewährt. Die Grundversion mit Metallbändern kann nach Bedarf durch anstützende Körperformteile bzw. Hülsen ergänzt werden.

Mit funktionellen Orthesen muß neben der mediolateralen Bewegungsführung eine sichere Kontrolle der vorderen bzw. hinteren Schublade erfolgen sowie bei schweren, kombinierten Instabilitäten die Rotationsbewegung kontrolliert werden. Damit das Muskelspiel nur wenig beeinflußt wird, sind sog. offene Rahmenkonstruktionen zu bevorzugen. Als erstes Beispiel kann hier die CTi-Orthese genannt werden (Abb. 4a, b). Dieses Hilfsmittel besteht aus extrem stabilen Karbonfaserrahmenteilen für Ober- und Unterschenkel und ist durch polyzentrische Zahnsegmentgelenke aus Titan verbunden. Das Gewicht beträgt nur 450 g. Eine dorsale Verspannung des vorderen Rahmens erfolgt über ein starres Gurtsystem. Seitliche Kondylenpolster mit pneumatischer Wirkung verhindern ein Verrutschen der Orthese auch unter extremen Bedingungen und reagieren energieabsorbierend auf starke seitliche Schläge. Die CTi-Orthese ist vorgesehen für den aktiven, sportlich-dynamischen Patienten, oder für Fälle, in denen überdurchschnittliche dynamische Kräfte auf den Kniebandapparat zu erwarten sind [3].

Die in Deutschland wohl bekannteste funktionelle Knieorthese ist die Lenox-Hill-Schiene (Abb. 5). Durch den Einsatz der sog. Derotationsbänder ist zwar keine Rotationsbeeinflussung möglich, die Fixierung der Orthese insgesamt wird damit jedoch verbessert. Obwohl diese Orthese wegen ihres monoaxialen Gelenkes in letzter Zeit ungünstig beur-

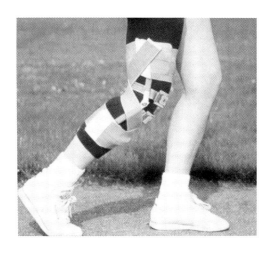

Abb. 5. Lenox-Hill-Orthese

teil wird, wird sie bei uns auch für den sportlichen Einsatz bei niedrigem und mittlerem Leistungsniveau immer noch gerne eingesetz. Bedingt durch die elastische Vergurtung, scheinen sich die Gelenkprobleme zu relativieren.

Funktionelle Knieorthesen in geschlossenen Körperform-Konstruktionen werden erforderlich bei nicht ausreichendem Muskelweichteilmantel, neuromuskulären Störungen oder Weichteildefekten, wo Rahmenkonstruktionen zu hohen partiellen Druck aufbauen bzw. einschneiden würden. Ist eine suprakondyläre Hinterschneidung nicht soweit herausmodellierbar, um ein sicheres Verrutschen der Orthese zu verhindern, muß am Fuß oder Schuh eine zusätzliche Abstützung erfolgen.

Bandagen mit Gelenkschienen und festen Vergurtungen stellen allenfalls einen Kompromiß dar und sind älteren Patienten mit niedrigem Leistungsniveau vorbehalten, für die eine festere Orthese aus verschiedenen Gründen nicht in Frage kommt.

Ob eine Orthese verordnet werden soll und welche Konstruktionsmerkmale diese zu enthalten hat, muß in jedem Versorgungsfall individuell geprüft und entschieden werden. Ein wesentliches Entscheidungskriterium ist der Patiententup. Von der Persönlichkeit mit der zu erwartenden Compliance ist grundsätzlich eine sinnvolle Verordnung und Versorgung abhängig. Der Patient muß sich mit dem Hilfsmittel identifizieren, um es als Funktionshilfe anzunehmen und einzusetzen.

Literatur

1. AAOS (1985) Knee-braces – Seminar report. August 17–18, 1984. AAOS, Chicago/Il
2. Bühler A (1989) Die biomechanischen Grundlagen der Orthesenversorgung des Knies. Orthopädietechnik 2:52–54
3. Biedermann L (1989) Orthopädie-technische Versorgung von Knieband-Instabilitäten mit einer Leichtbau-Orthese. Orthopädietechnik 3:119–124
4. Hohmann D, Uhlig R (1990) Orthopädische Technik, 8. Aufl. Enke, Stuttgart (Kapitel V)
5. Nietert M (1975) Untersuchungen zur Kinematik des menschlichen Kniegelenks im Hinblick auf ihre Approximation in der Prothetik. Dissertation, TU Berlin
6. Nietert M (1976) Bestimmung der anatomischen Kniegelenkachse im Hinblick auf die Versorgung Versehrter mit Unterschenkelorthesen und Stützapparaten. OT 198–201

Sachverzeichnis

Hefte zur
Unfallheilkunde

Beihefte zur Zeitschrift „Der Unfallchirurg". Herausgeber: J. Rehn, L. Schweiberer, H. Tscherne

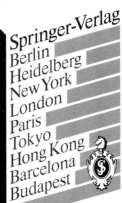

Springer-Verlag
Berlin
Heidelberg
New York
London
Paris
Tokyo
Hong Kong
Barcelona
Budapest

Hefte zur
Unfallheilkunde

Beihefte zur Zeitschrift „Der Unfallchirurg". Herausgeber: J. Rehn, L. Schweiberer, H. Tscherne

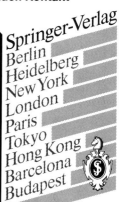

Springer-Verlag
Berlin
Heidelberg
New York
London
Paris
Tokyo
Hong Kong
Barcelona
Budapest

Druck: Druckerei Zechner, Speyer
Verarbeitung: Buchbinderei Schäffer, Grünstadt